Zorg voor mensen met een verstandelijke beperking

Maja van Trigt

Werkredactie:
IJbelien Jüngen
Simone van der Meijden-Meijer

Zorg voor mensen met een verstandelijke beperking

Inleiding en ziektebeelden

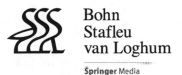

Bohn
Stafleu
van Loghum

Springer Media

Houten 2015

Maja van Trigt
Zeist
The Netherlands

Werkredactie:
IJbelien Jüngen
Amsterdam
The Netherlands

Simone van der Meijden-Meijer
Purmerend
The Netherlands

ISBN 978-90-368-0882-8 ISBN 978-90-368-0883-5 (eBook)
DOI 10.1007/978-90-368-0883-5

NUR 897
Ontwerp omslag: Ontwerp basisomslag: Studio Bassa, Culemborg
Automatische opmaak: Crest Premedia Solutions (P) Ltd., India

Bohn Stafleu van Loghum
Het Spoor 2
Postbus 246
3990 GA Houten

www.bsl.nl

Voorwoord

Het boek *Zorg voor mensen met een verstandelijke beperking* biedt de basiskennis om mensen met een verstandelijke beperking te verzorgen en te begeleiden.

Deze Brief is een kennismaking met de eerste twee hoofdstukken van dit boek. Het is een inleiding in de wereld van mensen met een verstandelijke beperking. Er is aandacht voor definities, oorzaken, verschillende zorgvormen, de rol van begeleiders (agogisch medewerkers en verpleegkundigen) en relevante wetgeving.

De lezer vindt in deze Brief de bespreking van veelvoorkomende ziektebeelden op zowel prenataal, perinataal als postnataal gebied. Natuurlijk niet zonder aandacht te besteden aan oorzaken, verschijnselen, gezondheidsproblemen en aandachtspunten in zorg en begeleiding.

Dit boek is allereerst bestemd voor verpleegkundigen en agogisch medewerkers in opleiding (niveau 4), maar is ook bedoeld als nuttig naslagwerk voor werkers in de zorg voor mensen met een verstandelijke beperking die zich na hun opleiding verder willen verdiepen.

Het boek *Zorg voor mensen met een verstandelijke beperking* is onderdeel van de reeks basiswerken V&V. De verschillende delen zijn erop gericht om de werkers in de zorg voor mensen met een verstandelijke beperking in of na hun opleiding voldoende kennis en inzicht te laten opdoen, om op professionele wijze het beroep uit te kunnen oefenen.

Iedereen die opmerkingen of suggesties heeft ter verbetering van dit boek, wordt van harte uitgenodigd om te reageren.

Simone van der Meijden-Meijer
IJbelien Jüngen

Inhoud

Hoofdstuk 1   Introductie in de wereld van mensen met een verstandelijke beperking 1
Afbakening en definiëring 2
Indeling op basis van ernst 2
Classificatie op basis van oorzaken 3
Comorbiditeit 4
Historische ontwikkeling 5
Bijzondere zorg 6
Vormen van zorg 7
De toekomst van de zorgkosten 8
Rol begeleider, verzorgende en verpleegkundige 9
Wet- en regelgeving 11
De noodzaak van verpleegkundige zorg 13
Literatuur 14
Websites 14

Hoofdstuk 2   Oorzaken en syndromen bij mensen met een verstandelijke beperking 15
Downsyndroom 15
Fragiele-X-syndroom 21
Angelmansyndroom 23
Prader-willisyndroom 25
Klinefeltersyndroom 28
Turnersyndroom 30
Het rettsyndroom 33
Cri-du-chatsyndroom 36
Cornelia-de-langesyndroom 38
Noonansyndroom 40
Foetaal alcoholsyndroom 42
Congenitale infecties (rubella, toxoplasmose, cytomegalie) 44
Stofwisselingsziekten 47
Perinatale oorzaken 50
Psycho-postnatale oorzaken 52
Literatuur 52
Websites 53

Register 55

Hoofdstuk 1
Introductie in de wereld van mensen met een verstandelijke beperking

Inleiding Kortweg zijn mensen met een verstandelijke beperking te omschrijven als mensen met een aangeboren of later optredende beperking in het intellectueel functioneren. Kenmerkend zijn de beperkingen op het gebied van sociale (zelf)redzaamheid.

De terminologie om mensen met een verstandelijke beperking aan te duiden is in de loop van de jaren vaak veranderd. Dit heeft te maken met het negatieve beeld dat een bepaalde term na verloop van tijd oproept. Zo is tegenwoordig de term 'verstandelijk gehandicapt' niet meer vanzelfsprekend. De voorkeur gaat nu uit naar 'verstandelijke beperking'. Vele jaren werden diagnostische begrippen als idioot, imbeciel en debiel dagelijks gebruikt om mensen met diverse mate van verstandelijke beperking aan te duiden. Helaas werden dat scheldwoorden en sociale diskwalificaties. Sommigen vinden 'verstandelijke beperking' nog te negatief, zij spreken liever over 'mensen met mogelijkheden'. Deze trend heeft als bezwaar dat het problemen verhult en ontkent. De waarheid ligt ergens in het midden: het gaat om mensen die hun beperkingen hebben, maar in andere opzichten over mogelijkheden beschikken. Een term die of alleen de beperkingen of alleen de mogelijkheden benadrukt schiet per definitie tekort. Op dit moment lijkt daarom de omschrijving 'mensen met een verstandelijke beperking' het meest toereikend.

Het daadwerkelijk aantal mensen met een verstandelijke beperking in Nederland is niet bekend, maar wordt geschat tussen 112.000 en 231.000.

De verwachting voor 2020 is dat de prevalentie van mensen met een beperking gelijk blijft. De effecten van oudere moeders, meer erfelijkheidsvoorlichting en prenataal onderzoek, meer allochtonen en een hogere levensverwachting van mensen met een verstandelijk beperking lijken elkaar op te heffen. De gemiddelde leeftijd van mensen met een verstandelijke beperking neemt toe, wat betekend dat de groep vergrijst. Hierdoor neemt de complexiteit van de zorgverlening toe, met een grote taak voor de verpleegkundige en voor agogisch medewerkers.

In dit hoofdstuk wordt allereerst de definiëring van verstandelijke beperking, een indeling naar ernst en een indeling in oorzaken behandeld. Daarna komt een aantal te onderscheiden groepen aan bod, zoals mensen met een verstandelijke beperking met meervoudige beperkingen, autisme of psychiatrische stoornissen. Vervolgens wordt ingegaan op historische ontwikkelingen van 1900 tot heden, bijzondere zorgbehoeften, zorgvormen en de rol van begeleiders, verzorgenden en verpleegkundigen in de zorg voor mensen met een verstandelijke beperking. Tot slot wordt de relevante wetgeving besproken.

© 2015 Bohn Stafleu van Loghum, onderdeel van Springer Media BV
M. van Trigt, *Zorg voor mensen met een verstandelijke beperking*,
DOI 10.1007/978-90-368-0883-5_1

Afbakening en definiëring

Verstandelijk beperkt verwijst naar beperkingen in het functioneren. De nadruk ligt hierbij op het verminderd intellectueel functioneren en de daarmee samenhangende beperkingen in vaardigheidsgebieden als:

- communicatie;
- zelfredzaamheid;
- wonen;
- sociale vaardigheden;
- gebruik maken van de samenleving;
- zelfbepaling;
- gezondheid en veiligheid;
- functionele schoolvaardigheden;
- ontspanning en werken.

Internationaal is er grote overeenstemming, ook bij de classificatiesystemen (AAIDD, DSM-V, ICD-10), over de aanduiding van een verstandelijke beperking. Drie criteria worden gehanteerd:

1. Het verstandelijk vermogen is duidelijk onder het gemiddelde functioneren: een IQ van ongeveer 70 of lager bij een individueel toegepaste IQ-test (bij zeer jonge kinderen op basis van een inschatting van een verstandelijk significant onder het gemiddelde functioneren).
2. Er zijn beperkingen in het functioneren op ten minste twee verschillende levensgebieden (dat wil zeggen of betrokkene er in slaagt te voldoen aan de standaarden die bij zijn of haar leeftijd verwacht kunnen worden binnen zijn of haar culturele achtergrond). De levensgebieden zijn: communicatie, zelfverzorging, zelfstandig kunnen wonen, sociale en relationele vaardigheden, zelfstandig beslissingen nemen, functionele intellectuele vaardigheden, werk, ontspanning, gezondheid en veiligheid.
3. Begin voor het achttiende jaar.

Bij mensen met een verstandelijke beperking is er dus sprake van beperkingen in de communicatie, de zelfverzorging, het zelfstandig kunnen wonen en sociale en relationele vaardigheden.

Indeling op basis van ernst

De grens tussen wat verstandelijk beperkt wordt genoemd en wat nog als normaal kan gelden is vaag. Het wordt niet alleen bepaald door de mate van achterstand, maar ook door leeftijd en leefmilieu. Lichte vormen van verstandelijke beperking worden vaak pas herkend wanneer de kinderen naar school gaan. Uitgesproken vormen van handicaps of syndromen worden meestal in de eerste levensjaren herkend. In tabel 1.1 staat een indeling in de mate van verstandelijke beperking.

Tabel 1.1 Indeling mate van verstandelijk beperking.

Categorie	IQ grenzen	Ontwikkelingsleeftijd
Lichte verstandelijke beperking	50 – 69	6 – 11 jaar
Matige verstandelijke beperking	35 – 49	4 – 6 jaar
Ernstige verstandelijke beperking	20 – 34	2 – 4 jaar
Zeer ernstige verstandelijke beperking	< 20	< 2 jaar

Het begrip ontwikkelingsleeftijd refereert aan de cognitieve mogelijkheden, maar niet aan het zelfbeeld, de sociale en taalvaardigheden en de levenservaring.

Het aantal mensen met een matige tot zeer ernstige verstandelijke beperking wordt in Nederland geschat tussen de 57.000 en 66.000. De lichte groep telt tussen de 55.000 en 165.000 personen. Ongeveer 75.000 mensen worden in Nederland 7×24uur ondersteund bij het wonen. De afgelopen jaren is dit cijfer sterk gestegen.

Classificatie op basis van oorzaken

De oorzaak van de verstandelijke beperking is niet altijd bekend. Dit geldt voor de helft van de gevallen met een lichte en matige verstandelijke beperking en voor één op de vijf van de (zeer) ernstige vormen. Het is wel belangrijk om te onderzoeken wat de oorzaak kan zijn, bijvoorbeeld met behulp van erfelijkheidsonderzoek. Want als de oorzaak bekend is, dan kunnen de begeleiding en behandeling gerichter plaatsvinden. Bovendien is dan een betrouwbare uitspraak mogelijk over het herhalingsrisico voor de ouders en het risico voor andere familieleden.

De classificatie van oorzaken is te verdelen in twee groepen, de genetische en de niet-genetische oorzaken. De niet-genetische oorzaken, die in hoofdstuk 2 behandeld worden, zijn bijvoorbeeld complicaties rondom de zwangerschap (zoals toxoplasmose, rubella, cytomegalovirus), zuurstoftekort en gevolgen van vroeggeboorte, genotsmiddelengebruik en ongelukken. Genetische oorzaken zijn de chromosoomafwijkingen en de afwijkingen in een enkel gen (monogeen).

Genetische oorzaak: chromosoomafwijking Bij ongeveer 25% van de mensen met een verstandelijke beperking is een chromosoomafwijking de oorzaak. De belangrijkste genetische oorzaken zijn:

- Er ontbreekt een gedeelte van een chromosoom (deletie).
- Er ontbreekt een compleet chromosoom (monosomie).
- Er is een stukje van een chromosoom teveel aanwezig (duplicatie).
- Er is een compleet chromosoom teveel aanwezig (trisomie).
- Niet in alle cellen is een gelijk aantal chromosomen (mozaïekpatroon).
- Er zit een stuk van een chromosoom vast aan een ander chromosoom (translocatie).

Tabel 1.2 Prevalentie diverse oorzaken in levensperioden.

Stadium	Oorzaak	Percentage
prenataal	chromosoomafwijkingen	15-20%
	DNA-afwijkingen	20-25%
	overige ontwikkelingsstoornissen	10%
	ziekten moeder tijdens zwangerschap	10%
	(misbruik) genotmiddel	onbekend
perinataal	problemen rondom de geboorte	10-15 %
postnataal	infecties	5-10%
	ongevallen	2 %
	oorzaak onbekend	20%

- Er is een foute DNA-code ergens op een chromosoom aanwezig (mutatie).
- De chromosomen uit een bepaald paar zijn beide van moeder óf vader afkomstig (uniparentele disomie).

Genetische oorzaak: monogene afwijking Afwijkingen in een enkel gen zijn terug te voeren op:

- *X-gebonden (geslachtsgebonden) recessieve overerving*: het foutje (mutatie) dat de eigenschap of aandoening veroorzaakt ligt op het X-chromosoom;
- *autosomaal recessieve overerving*: het 'goede' gen overheerst. Pas als het kind van beide ouders de mutatie van het gen erft, heeft het de aandoening. Zijn de ouders allebei drager van de afwijking, dan is de kans op overerving van de aandoening 1 op 4 (25%). Immers beide ouders kunnen of de goede of foute helft doorgeven;
- *autosomaal dominante overerving*: de foute helft van het gen is sterker dan de goede. Een van de ouders kan dan het 'foute' gen doorgeven waardoor de aandoening ontstaat. Als de goede helft wordt doorgegeven ontstaat de afwijking niet. Er is dus 50% kans dat het nageslacht de afwijking heeft.

In tabel 1.2 staat een overzicht van de oorzaken in bepaalde levensperioden en de percentages van voorkomen.

Comorbiditeit

Er zijn mensen met een verstandelijke beperking die daarnaast andere gezondheidsproblemen hebben. We noemen hier drie groepen problemen.

Ernstige meervoudige beperking Bij mensen met een matige tot zeer ernstige verstandelijke beperking en een ernstige motorische beperking, is sprake van een ernstige meervoudige beperking. Vaak is er dan ook een scala aan chronische gezondheidsproblemen die elkaar beïnvloeden. Deze chronische gezondheidproblemen zijn soms lastig vast te stellen en te behandelen.

Autisme Kenmerkend voor mensen met autisme zijn de problemen in de sociale interactie en communicatie. Het kost hen veel moeite om contact te maken met anderen en om andere mensen te begrijpen. De combinatie met een verstandelijke beperking maakt hen extra kwetsbaar, vooral op het gebied van sociaal functioneren en bij de (zelf)zorg. Recent onderzoek wijst uit dat 60 tot 100 op de 10.000 mensen een autisme spectrumstoornis heeft. Van deze mensen met autisme heeft 40% tot 50% ook een verstandelijke beperking, zo blijkt uit onderzoek.

Psychiatrische problematiek Mensen met een verstandelijke beperking zijn extra kwetsbaar voor het ontwikkelen van een psychiatrische stoornis. Psychiatrische stoornissen die veelvuldig voorkomen zijn stemmingsstoornissen, angststoornissen, psychosen en ADHD. Allerlei oorzaken kunnen hieraan ten grondslag liggen. Zo gaat een aantal syndromen gepaard met een sterk verhoogd risico op psychiatrische aandoeningen. Ook wordt aangenomen dat het hebben van een anders aangelegd of beschadigd brein, kwetsbaar maakt voor het ontwikkelen van psychiatrische stoornissen. Overvraging (vooral op sociaal-emotioneel gebied), een verstoorde hechting, beperkte copingmechanismen en een beperkt sociaal netwerk kunnen ook een rol spelen bij het ontstaan van psychiatrische problematiek. Bij mensen met een verstandelijke beperking is het onderscheid tussen een psychiatrische stoornis en gedragsproblemen soms moeilijk te maken.

Historische ontwikkeling

Van gesticht naar woonhuis Rond 1900 keek men heel anders tegen mensen met een verstandelijke beperking aan. Het beeld van gekken of idioten was voor lange tijd die van mensen die buiten de samenleving vielen en opgesloten werden in gestichten. Of ze woonden thuis, soms onder erbarmelijke omstandigheden, verborgen in hokken en schuurtjes. Zo waren ze niemand tot last. Tegenwoordig maken mensen met een verstandelijke beperking naar vermogen volwaardig deel uit van de samenleving. Ze werken en wonen in een beschermde omgeving op instellingsterreinen of in een gewoon huis middenin de wijk.

De inrichting als minisamenleving Inrichtingen voor mensen met een verstandelijke beperking waren tot na de Tweede Wereldoorlog volledig zelfvoorzienend: van voeding tot kledingherstel, buitenwerk en technische ondersteuning. Elke grote inrichting had een eigen kerk, medische dienst, sanatorium en boerderij. In de loop der jaren kwam er steeds meer verbinding met de maatschappij. Vanaf eind twintigste eeuw gingen mensen met en zonder verstandelijke beperking ook daadwerkelijk met en naast elkaar wonen. Wie kon en wilde, hoefde vanaf de jaren tachtig niet langer op aparte terreinen te wonen. Steeds meer mensen met een verstandelijke beperking integreerden in de samenleving.

Begeleiding en behandeling Eind negentiende eeuw moesten de gestichten wel in staat zijn tot verpleging en verzorging, maar hoefden ze niet te voldoen aan de eisen van de geneeskundige gestichten (bijvoorbeeld pest- en dolhuys). Daardoor waren de gehandicapteninstellingen goedkoper. Kinderen met matige beperkingen kregen een vorm van onderwijs, ouderen werkten in de wasserij, keuken of tuin. Mensen met ernstige beperkingen lagen voornamelijk in bed. Na de Tweede Wereldoorlog kwam meer medicatie beschikbaar, onder meer dipiperon, valium en haldol. De anti-epilepsie medicatie werd verfijnder. De gedrag beïnvloedende medicijnen deden hun intrede. Vanaf eind jaren zestig van de vorige eeuw was de behandeling van mensen met een verstandelijke beperking gericht op zelfredzaamheid en gedragsbeïnvloeding. Ze werden niet langer gezien als patiënten, maar als mensen met een achterstand in hun ontwikkeling. Gedrag werd een belangrijk aandachtspunt. De plaats van veel artsen werd ingenomen door psychologen en pedagogen. Ook ouders en groepsleiders kwamen steeds meer in beeld. Vanaf 1995 ontstonden nieuwe vormen van begeleiden en behandelen. Afspraken uit de intake worden nu met de cliënten vastgelegd in een persoonlijk plan. Dat plan geldt als leidraad in de zorg.

Medische en psychische zorg Lange tijd was er één instellingsarts voor medische en psychische zorg. Vanaf de jaren zeventig van de vorige eeuw doen nieuwe specialisten hun intrede, zoals psychologen, orthopedagogen, fysiotherapeuten, ergotherapeuten, orthopedische schoenmakers, instrumentmakers, logopedisten en diëtisten. De arts voor verstandelijk gehandicapten (AVG) is een belangrijk schakel in de behandeling en begeleiden van mensen met een verstandelijke beperking. Deze arts heeft ruime ervaring met onder meer specifieke psychiatrische klachten, zintuigstoornissen, epilepsie en andere neurologische stoornissen, revalidatie en erfelijkheid. In 2000 erkende VWS het vakgebied 'Geneeskunde voor verstandelijk gehandicapten' als zelfstandig specialisme.

Bijzondere zorg

Mensen met een verstandelijke beperking zijn afhankelijk van zorgverleners. De zorgbehoeften van mensen met een verstandelijke beperking verschillen op een groot aantal punten van de zorgbehoeften van algemene bevolking. Dit is goed om te weten voor de verpleegkundige of agogisch medewerker, zodat deze daarmee rekening kan houden in de zorg voor mensen met een verstandelijke beperking. Kenmerkend in de zorg voor mensen met een verstandelijke beperking is:

*   *Beperking op gebied van ziektebesef en ziekte-inzicht.* Door deze beperking signaleert iemand met een verstandelijke beperking zelf geen gezondheidsproblemen. Iemand met een hersenbeschadiging kan geen zintuiglijke signalen opvangen. Hij kan bijvoorbeeld niet voelen dat iets pijn doet, de darm geprikkeld is of dat het slikken slecht gaat. Vaak voelt hij wel ongemak, maar herkent hij dit niet.
*   *Atypische presentatie van gezondheidsklachten.* Iemand trekt zich bijvoorbeeld terug als hij last heeft van obstipatie of slaapproblemen. Er kan sprake zijn van gedragsproblemen bij refluxklachten. De atypische presentatie komt door de lage sociaal-emotionele ontwikkeling of psychiatrische stoornissen.
*   *Beperking van communicatie.* Communicatie bij iemand met een (zeer) ernstige verstandelijke beperking vindt vaak plaats door non-verbale communicatie. Bij

mensen met een lichte of matige verstandelijke beperking is er vaak sprake van analfabetisme. Sommige mensen lijken verbaal heel sterk, waardoor overschatting een belangrijk probleem vormt. Ook hebben deze mensen vaak zintuigstoornissen. Als iemand zijn verstandelijke beperking samengaat met autisme, zal hij op zichzelf gericht zijn en weinig gevoel hebben voor de omgeving. Vaak zie je dan een eigen ongebruikelijke wijze van communicatie.

* *Beperking op gebied van tempo.* Dit geldt letterlijk voor het bewegingstempo, maar ook op het gebied van informatieverwerking en de concentratieboog.
* *Disharmonisch ontwikkelingsprofiel.* Dit heeft betrekking op de verstandelijke ontwikkeling, maar ook op sociaal-emotionele ontwikkeling. Bij mensen is vaak het verbale deel sterker dan de performale vaardigheid(hoe ga je om met je kennis). Zo is het risico groot dat je afgaat op het verstandelijke niveau (wat de cliënt kan) zonder rekening te houden met het sociaal-emotionele niveau (wat de cliënt aankan), dit kan leiden tot niet/willen kunnen uitvoeren van opdrachten.
* *Afhankelijkheid van ondersteuning.* Mensen met een beperking zijn afhankelijk van mensen die ondersteuning bieden (cliëntsysteem) Dit kan zijn familie, mantelzorgers, zorgprofessionals en vrijwilligers. Het professionele cliëntsysteem is vaak niet stabiel en het wisselt van samenstelling, waardoor de continuïteit van de zorgverlening in het geding komt. Door deze discontinuïteit kunnen de mensen ook meer gezondheidsproblemen krijgen. Bijvoorbeeld: slaapstoornissen door wonen in groepsverband of onrust door wisseling van diensten of locatie.
* *Specifieke medische en verpleegkundige aandachtspunten.*

  - Anders aangelegde, beschadigde of niet goed functionerende hersenen, dit geeft grote beperkingen en problemen
  - Verminderde mobiliteit ten gevolgen van lichamelijke beperking, wat lichamelijk of psychisch ziekten kan geven (diabetes mellitus, obstipatie, reflux, depressie, osteoporose)
  - Bijwerking van medicatie omdat er sprake is van polyfarmacie (het gebruik van meer dan 5 geneesmiddelen)
  - Veel geneesmiddelen die op het zenuwstelsel werken hebben ook weer bijwerkingen op het maag-darmstelsel, hart- en vaatstelsel en op de motoriek.
  - Veranderende anatomie of lichaamsfunctie, zoals op KNO-gebied of traag werkende schildklier kan de nodige gezondheidsproblemen geven.
  - Leefstijlproblematiek: ongunstige leefstijlfactoren hangen vaak samen met de sociaal- economische status. Onderzoek heeft aangetoond dat bij 65% van de mensen die maximaal de lagere school hebben afgerond chronische ziekten voorkomen, terwijl bij mensen die HBO zijn opgeleid dit maar 39% is.

Vormen van zorg

Het aantal vormen van zorg bij mensen met een verstandelijke beperking is enorm. Deze diversiteit is onder te brengen in drie soorten zorg:

- Zorg met verblijf en behandeling: 24-uursverblijf in een instelling voor mensen met een verstandelijke beperking, met verpleging en/of gedragswetenschappelijke behandeling. Het omvat ook beschermd wonen met langdurige verzorging en verpleging. De groep cliënten is zeer heterogeen, van mensen met zeer lichte tot zeer ernstige verstandelijke beperkingen. Als iemand met een lichte verstandelijke beperking in een instelling verblijft, gaat het vaak om jonge mensen die gedragswetenschappelijke behandeling ontvangen of er is sprake van begeleiding van mensen met sterk afwijkend gedrag.
- Zorg met verblijf zonder behandeling: cliënten met een redelijke mate van zelfredzaamheid worden geplaatst in (kinder-)gezinsvervangende huizen.
- Extramurale zorg: dagactiviteiten in dagverblijven en zorg bij de cliënten thuis.

De verschillende 24-uurszorgvormen zijn divers. Er zijn mogelijkheden als:

- *Wonen in een gezinshuis.* In een gezinshuis wonen kinderen met een verstandelijke beperking in een gezinssituatie. De gezinshuispartners (vaak een echtpaar) zorgen voor gezelligheid en ondersteuning, net als in een gewoon gezin.
- *Logeerhuis.* In een logeerhuis kunnen kinderen en jongeren met een verstandelijke beperking zo nu en dan logeren. Ze kunnen er ook op een aantal vaste dagen wonen, bijvoorbeeld de ene week thuis en de andere week in een logeerhuis of elk weekend naar het logeerhuis. Het leven in een logeerhuis is ontspannen en gezellig.
- *Begeleid zelfstandig wonen.* Veel mensen met een (licht)verstandelijke beperking willen graag zelfstandig wonen in een gewone woonwijk. Sommigen hebben zelf een woning en krijgen af en toe hulp. Voor mensen die zelfstandig wonen maar bij een aantal onderdelen (nog) hulp of begeleiding nodig hebben, is begeleid zelfstandig wonen een goede oplossing. De hulp kan uiteenlopende zaken omvatten: van koken tot huishouden, financiële zaken tot sociale contacten en huisartsbezoek tot kleding kopen. Een medewerker komt thuis langs om te helpen. Soms een paar uur per maand, soms meerdere uren per week. Andere mensen met een verstandelijke beperking delen een woning of bepaalde voorzieningen, bijvoorbeeld in een groeps- of trainingswoning. Ze kunnen terecht bij elkaar en bij de begeleiding. De bewoners in een gedeelde woning leren van alles, zoals huishoudelijke taken, met geld omgaan en sociale vaardigheden oefenen met huisgenoten.
- *Beschermde omgeving op beschut terrein.* Deze zorgvorm verleent rust, structuur en houdt de drukte van de maatschappij op een wat grotere afstand. Dichtbij zijn dagbesteding, sport en (para) medische voorzieningen, zoals fysio- en ergotherapie, logopedie, diëtetiek en medische zorg.

De toekomst van de zorgkosten

WMO Op dit moment worden alle kosten binnen de gehandicaptenzorg betaald vanuit de AWBZ. Maar dit gaat veranderen. Per 2015 vervalt de extramurale begeleiding, dagbesteding, kortdurend verblijf en persoonlijke verzorging uit de AWBZ.

De cliënten vanaf achttien jaar die op deze ondersteuning zijn aangewezen, kunnen dan een beroep doen op de Wet maatschappelijke ondersteuning (WMO), die door de gemeenten wordt uitgevoerd. Het betreft cliënten met een verstandelijke, lichamelijke en/of zintuiglijke beperking, ouderen of mensen met een psychiatrische aandoening.

Zorgzwaartepakket In Nederland zijn voor de financiering van zorg de zogenoemde zorgzwaartepakketten (ZZP) ingevoerd. In de toekomst zal het onderscheid in de mate van de verstandelijke beperking naar verwachting minder belangrijk worden. Het is ook niet meer van deze tijd dat een IQ-test allesbepalend is bij de toegang tot zorg en de bekostiging ervan. Er kunnen op die manier pijnlijke vergissingen worden gemaakt. De nadruk verschuift naar de ondersteuningsbehoeften en de aanwezigheid van psychiatrische- en/of gedragsproblemen, en/of er sprake is van meervoudige medische problematiek. Daarin kan iemand met een relatief hoog IQ, maar ernstige (psychische, gedrags- of medische) problemen toch een 'hoog' ZZP (meer geld) toegekend krijgen. Dit past in een internationale trend om de toekenning van middelen meer te baseren op de intensiteit van ondersteuningsbehoeften dan op 'defect kenmerken'. Bovendien groeit in Nederland het inzicht dat ook de emotionele ontwikkeling en andere factoren een belangrijke rol spelen bij de ondersteuning van mensen met een verstandelijke beperking.

Toename zorgvraag Er is een toegenomen vraag naar zorg voor mensen met een verstandelijke beperking. Actueel is ook dat het aantal verpleeg- en verzorgingsdagen voor mensen met een ernstige verstandelijke beperking in de afgelopen vijf jaar is gestegen met 34%. Er is een sterke groei van extramurale zorg binnen de gehandicaptenzorg. De toegenomen vraag naar zorg is ook een gevolg van een groeiend aantal jongeren met gedragsproblemen die niet meer mee kunnen komen op school en in het gezin, deze jongeren vallen ook binnen de gehandicaptenzorg. Jongeren met gedrags-, verslavings- of hechtingsproblemen hebben vaak een complexe hulpvraag. De vraag naar andere zorgvoorzieningen groeit eveneens bij deze groep, zoals jeugdzorg, geestelijke gezondheidszorg, speciaal onderwijs. De stijging is waarschijnlijk een gevolg van een betere herkenning: lichte verstandelijke beperkingen en zwakbegaafdheid met 'bijkomende problemen' worden veel vaker en op jongere leeftijd vastgesteld dan voorheen. Dit komt omdat er meer en betere diagnostische methoden beschikbaar zijn. Eerder was er sprake van onderdiagnostiek bij deze jongeren. De vraag naar zorg kan ook zijn toegenomen omdat er anders tegen mensen met een beperking wordt aangekeken, en omdat de eisen die de maatschappij stelt sterk toeneemt. Op scholen wordt ook meer gelet ook mogelijke afwijkingen of stoornissen bij leerlingen.

Rol begeleider, verzorgende en verpleegkundige

In de zorg voor mensen met een verstandelijk beperking, ofwel de verstandelijke gehandicaptenzorg (VGZ), vindt je mensen met verschillende functies. Er zijn medewerkers die vanuit het domein welzijn hun opleiding hebben gevolgd en mede-

werkers met een opleiding helpende zorg en/of welzijn, verzorgenden en verpleegkundigen niveau 4 en 5.

De werkers vanuit het domein welzijn beschikken met name over vaardigheden
op het gebied van begeleiden. Zij zijn minder thuis op het gebied van theoretische
kennis en praktische vaardigheden binnen het verpleegkundig domein. Ze zijn wel
goed in staat tot het observeren, signaleren, interpreteren en rapporteren tijdens han-
delingen en verzorging.

De verpleegkundige en verzorgende in de VGZ hebben de taak om meerdere
zorgvragers zelfstandig te verplegen, op basis van de individuele zorg- en onder-
steuningsvragen van de zorgvrager. Deze medewerkers bevorderen de individuele
gezondheid van de zorgvrager. Daar waar sprake is van achteruitgang in gezondheid, geeft zij verzorgende/verpleegkundige zorg en behandeling. Een belangrijk
aspect daarbij is het afstemmingsvraagstuk met andere disciplines.

In de zorgverlening houden alle hulpverleners rekening met de verstandelijke
mogelijkheden, adaptief gedrag, participatie, interactie en sociale rollen. Hiermee
bedoelen we de vaardigheden in het alledaagse leven, zoals communicatie, zelfzorg,
wonen, sociale vaardigheden, veiligheid, vrije tijd en werken. De verstandelijke
beperking heeft in het algemeen geen urgente zorgvragen tot gevolg. Wel kunnen
de naast de verstandelijke beperking optredende ziekten, stoornissen en handicaps
leiden tot urgente zorgvragen. Denk hierbij aan atypische presentatie van gezondheidsklachten en gedragsproblemen door lichamelijke oorzaken.

In de zorgverlening aan mensen met een verstandelijke beperking is regelmatig sprake van redelijk voorspelbare situaties. Daarnaast kunnen er zich structureel
meer onvoorspelbare situaties voordoen. Deze kenmerken zich in gedragsproble-
matiek of ethische dilemma's. Vooral een combinatie van deze factoren verhoogt
de mate van complexiteit van zorg. De veelal moeilijke communicatie met mensen
met een verstandelijke beperking is eveneens een complexiteit verhogende factor.
Het moeilijk kunnen interpreteren van zorgvragen door een gebrek aan controle-
mogelijkheden bij verstandelijk beperkte cliënt kan leiden tot extra complicaties.
Daarom is er een grote rol weg gelegd voor het observerende vermogen van de
verpleegkundige/agogisch medewerker.

Kinderen en volwassenen met een verstandelijke beperking hebben over het algemeen verhoogde risico's op motorische beperkingen, epilepsie, visuele en gehoorstoornissen, psychiatrische- en gedragsproblemen. Ook bij bepaalde syndromen kunnen er acuut en langzamerhand specifieke aandoeningen optreden. Het is
bekend dat diegenen die vanaf kinderleeftijd een ernstige motorische beperking
hebben, ook een verhoogd risico hebben op gewrichtsproblemen, vergroeiingen, osteoporose en daardoor botbreuken. Verder kan reflux van maaginhoud en daardoor
slokdarmontsteking, chronische problemen met de ontlasting, verslikken en daardoor ondervoeding en longproblemen optreden. De groep mensen met een meervoudige verstandelijke beperking is geheel afhankelijk van specialistische zorgverlening. Naast veel motorische en houdingsafwijkingen is het risico op aangeboren
(dubbele) zintuigstoornissen, zoals slechtziend- en slechthorendheid. Door de vaak
bemoeilijkte communicatiemogelijkheden is de hulpverlener in de VGZ vaak ge-
noodzaakt hun gedrag te interpreteren in termen van gezondheidsproblemen. Ken-

nis en inzicht in gedrag behorend bij de verstandelijke beperking, maar ook van gedrag voortkomend uit ziekten, stoornissen en bijkomende handicaps en de wisselwerking tussen gedrag en klachten, zijn noodzakelijk om goede interpretaties te kunnen maken. De verpleegkundige in de VGZ analyseert de gezondheidssituatie van de verstandelijk gehandicapte zorgvrager, zodat de juiste verpleegkundige diagnoses gesteld kunnen worden en prioriteiten in zorgverlening kunnen worden genomen.

Vooral de klinische blik, met het totale beeld van de verstandelijk beperkte cliënt van de verpleegkundige in de VGZ, maakt de zorg compleet.

Om de bovenstaande zaken goed te kunnen doen moeten de agogisch medewerker en de verpleegkundige de volgende competenties bezitten:

• Beschikken over specifieke kennis met betrekking tot niveaus van verstandelijke beperking, ziektebeelden, stoornissen en bijkomende handicaps
• Vertrouwensrelatie opbouwen en onderhouden met mensen die zeer gevoelig zijn voor non-verbale communicatie
• Vanuit specifieke kennis gedrag van zorgvragers kan interpreteren in termen van gezondheidsproblemen
• Altijd dialoog aangaan met de zorgvrager en diens naasten om het verpleegbeleid vast te stellen
• Waken over de continuïteit, de kwaliteit en kwantiteit van zorg van mensen die moeite hebben met adaptief gedrag
• Zorg dragen voor een multidisciplinair zorgplan en dit kunnen overdragen aan andere medewerkers, die de zorg voor de zorgvrager hebben.
• Motor zijn achter coördinatie en afstemming van zorg door verschillende disciplines
• Zorg dragen voor deskundigheidsbevordering naar andere hulpverleners binnen het team

De verpleegkundige in de verstandelijk gehandicapten zorg heeft in haar werk te maken met vier domeinen of levensgebieden met betrekking tot gezondheid. Zij richt zich op het lichamelijk, psychisch, sociaal en spiritueel welbevinden, terwijl de agogisch opgeleiden zich vaak nauwelijks richten op het lichamelijk welbevinden.

Wet- en regelgeving

De rechten en plichten van zowel cliënten als zorgverleners, instellingen en familie zijn vastgelegd in de wet- en regelgeving. Niet alleen legt de wetgeving verplichtingen op aan de zorgverleners, zij biedt ook bescherming aan zorgverleners en cliënten. De kwetsbare groep mensen met een verstandelijke beperking heeft deze bescherming van de wet nodig, omdat zij afhankelijk zijn van zorgverleners en niet in staat zijn voor zichzelf op te komen. Ook de zorgverleners hebben bescherming nodig. Het werk brengt met zich mee dat er risico is op het maken van fouten die direct cliënten treffen of lichamelijke klachten bij de zorgverlener. Bij iedere handeling is de zorgverlener hiervoor zelf verantwoordelijk. Dit geldt zowel voor de handeling zelf als voor de verantwoording die daarvoor moet worden afgelegd. Overigens is dat in alle vormen van zorg zo geregeld en niet specifiek voor de zorg voor mensen met een verstandelijke beperking.

Ondertoezichtstelling (OTS) of curatele Ondertoezichtstelling is een maatregel die bedoeld is om kinderen te beschermen, wanneer zij in een situatie zijn waarin hun veiligheid of gezondheid bedreigd kunnen worden. In feite betekent het dat er een voogd wordt benoemd die als taak krijgt toe te zien op het welzijn van het kind. In eerste instantie blijft die verantwoordelijkheid bij de ouders van het kind, maar de voogd wordt daar als het ware aan toegevoegd. De voogd wordt benoemd door de rechter.

Bijna alle mensen met een verstandelijke beperking staan onder curatele. Dit is een juridische maatregel voor volwassenen, geregeld in het Burgerlijk Wetboek. De maatregel is bedoeld om mensen die niet goed zelf inschattingen kunnen maken te beschermen tegen misbruik door anderen. Meestal is het de familie die de curatele aanvraagt. Degene die onder curatele staat, mag niet zelf zijn financiën of andere persoonlijke zaken zoals een huwelijk of de plek om te wonen, behartigen. Deze persoon heet dan 'niet handelingsbekwaam'. De curator, degene die het toezicht houdt, wordt ook wel mentor of bewindvoerder genoemd.

Wet BOPZ/Wet zorg en dwang De huidige Wet bijzondere opnemingen in psychiatrische ziekenhuizen (Wet BOPZ) wordt naar verwachting vervangen door de Wet zorg en dwang en de Wet verplichte geestelijke gezondheidszorg. De Wet zorg en dwang is aangenomen door de Tweede Kamer en wacht op behandeling in de Eerste Kamer.

De Wet BOPZ is vooral gericht op psychiatrische behandeling in psychiatrische ziekenhuizen. Deze wet is niet goed bruikbaar voor de toepassing van vrijheidbeperkende maatregelen bij mensen met een (licht) verstandelijke beperking. De Wet zorg en dwang sluit beter aan bij de behandeling van mensen met een verstandelijke beperking. De bescherming van de nieuwe wet geldt voor mensen in een instelling, maar ook voor mensen die in kleinschalige woonvormen wonen of thuis wonen.

Vaak wordt bij het woord vrijheidsbeperking gedacht aan het vastbinden en/of opsluiten van cliënten of soortgelijke maatregelen. Deze maatregelen krijgen de meeste aandacht van de buitenwereld, maar zijn zeker niet de enige vormen van vrijheidsbeperking. Andere vormen van vrijheidsbeperking kunnen bijvoorbeeld betrekking hebben op gebruik van medicatie, beperking in eten, deur op slot om dwalen te voorkomen, en hoe de vrije tijd besteed wordt. Het terugdringen van vrijheidbeperkende maatregelen staat de laatste jaren hoog op de agenda binnen de gehandicaptenzorg. Uit onderzoek van de inspectie uit 2012 blijkt dat sprake is van een positieve ontwikkeling, waarbij het management en medewerkers bewuster omgaan met het toepassen van vrijheidbeperkende maatregelen en het zoeken naar alternatieven.

De Wet zorg en dwang is cliëntvolgend en niet locatiegebonden, wat de cliënt ten goede komt. Binnen de BOPZ is het nu zo dat als een cliënt in een BOPZ-instelling woont, er vrijheidbeperkende maatregelen genomen mogen worden als het niet anders kan. Woont zo iemand niet in een woning met een BOPZ-indicatie, dan mogen er geen beperkende maatregelen genomen worden, ook niet als dit beter is voor de veiligheid van de cliënt. De wet helpt instellingen en medewerkers bewuster met vrijheidsbeperkingen om te gaan. Het zogenaamde opschalingsmodel moet dan gebruikt worden, dat betekent regelmatige toetsing of de vrijheidsbeperking nodig is en of er een alternatief is. In de nieuwe wet wordt afstand genomen van de term vrijheidsbeperking en introduceert men het begrip 'onvrijwillige zorg'. Daarbij horen ook vormen die onderdeel zijn van de dagelijkse zorg, zoals het onder dwang douchen van mensen met dementie.

Drie belangrijke nieuwe zaken in de wet zorg en dwang zijn:

- besluitvorming over toepassing van onvrijwilliger zorg moet altijd via een stappenplan;
- beperking van het gebruik van sederende medicatie bij probleemgedrag;
- Onvrijwillige zorg houdt niet alleen in: doen wat een cliënt niet wil, maar ook: niet doen wat een cliënt wel wil.

De problematiek die samenhangt met vrijheidsbeperkingen is erg ingewikkeld. De verpleegkundige of agogisch medewerker zal regelmatig in een multidisciplinair team mee kunnen denken over onvrijwillige zorg. Samen met de verschillende deskundigen, zoals artsen voor mensen met een verstandelijke beperking, fysiotherapeuten en/of ergotherapeuten, cliëntvertegenwoordigers, orthopedagogen en/of psychologen en managers, zoeken zij naar oplossingen. Doordat iedere deskundige vanuit zijn eigen vakgebied naar de situatie kijkt, wordt er een compleet beeld gevormd over de cliënt en de situatie. De inspectie zal naast vrijheidbeperkende maatregelen ook specifiek aandacht besteden aan het zorg- en ondersteuningsplan, beschikbaarheid en deskundigheid van het personeel en medicatieveiligheid.

De noodzaak van verpleegkundige zorg

De dagelijkse professionele zorg en begeleiding aan mensen met een verstandelijke beperking gebeurt door diverse opgeleide of niet-opgeleide mensen. Een deel van de zorg wordt verleend door verpleegkundigen en agogisch medewerkers. Het aantal verpleegkundigen dat deze zorg verleent, is sinds de jaren negentig van de vorige eeuw verminderd. Onder invloed van de vermaatschappelijking van zorg is ervoor gekozen steeds meer agogisch opgeleiden in te zetten in de dagelijkse professionele zorg en begeleiding. De laatste jaren wordt duidelijk dat deze trend te ver is doorgeschoten en dat verpleegkundigen noodzakelijk zijn in de zorg voor mensen met een verstandelijke beperking. Mede gezien de complexiteit van de zorgverlening, de ouder wordende verstandelijk beperkte cliënt met steeds meer chronische ziekten en specifieke behandelingen. Er is een grote rol weggelegd voor de verpleegkundige in de gehandicaptenzorg.

Literatuur

1. Verpleegkundige in de verstandelijk gehandicaptenzorg, beroepsdeelprofiel, VenVN, Utrecht, 2004.
2. Zorgaanbod van de AVG, maart 2012.

Websites

3. http://www.nationaalkompas.nl/gezondheid-en-ziekte/ziekten-en-aandoeningen/psychische-stoornissen/verstandelijke-handicap
4. https://www.radboudumc.nl/Zorg/Afdelingen/Genetica/KlinischeGenetica/Pages/Verstande-lijkebeperking.aspx
5. http://home.planet.nl/~braam/oorzaak/oorzaakvghome.html
6. http://www.erfelijkheid.nl/content/autosomaal-recessieve-overerving
7. http://museum-sheerenloo.nl/#zingeving-en-religie

Hoofdstuk 2
Oorzaken en syndromen bij mensen met een verstandelijke beperking

Inleiding De groep mensen met een verstandelijke beperking is zeer heterogeen. Er zijn verschillen in ernst, oorzaak, het ontstaan van gezondheidsproblemen en de leeftijd waarop de beperking zichtbaar wordt. Zoals in hoofdstuk 1 besproken kan de oorzaak voor de geboorte (prenataal), rond de geboorte (perinataal) of op jonge leeftijd (postnataal) liggen (zie ook tabel 1.2). In dit hoofdstuk komt een aantal oorzaken of syndromen (verzameling van samen voorkomende klinische verschijnselen/symptomen) aan bod. Besproken worden het downsyndroom, fragiele-X-syndroom, angelmansyndroom, prader-willisyndroom, klinefeltersyndroom, turnersyndroom, cri-du-chatsyndroom, cornelia-de-langesyndroom, noonansyndroom, rettsyndroom, foetaal alcoholsyndroom, congenitale infecties (rubella, toxoplasmose en cytomegalie), stofwisselingsziekten (fenylketonurie, galactosemie, vetzuuroxidatiestoornis en glycogeenstapelingsziekte), perinatale oorzaken en psycho/postnatale oorzaken. Na een beschrijving van de aandoening komen de oorzaak, het stellen van de diagnose, de gezondheidsproblemen en de aandachtspunten voor zorg en begeleiding aan bod.

Downsyndroom

Het downsyndroom, ook wel syndroom van Down (SvD) genoemd, is een aangeboren aandoening. Alle kenmerken bij dit syndroom worden veroorzaakt door de chromosoomafwijking trisomie 21. Dit betekent dat van chromosoom 21 niet twee, maar drie stuks aanwezig zijn. Daarom wordt het downsyndroom ook wel trisomie 21 genoemd.

Volgens het Rijksinstituut van Volksgezondheid en Milieu worden er gemiddeld in Nederland per jaar 14 tot 16 per 10.000 kinderen geboren met het downsyndroom. Soms weten de ouders het van tevoren door prenataal onderzoek, maar vaak is de geboorte van een kind met het downsyndroom onverwacht. Uit onderzoek blijkt dat van de kinderen die geboren worden met het downsyndroom ongeveer 54% jongetje is. Deze kinderen hebben een verstandelijke beperking en een vertraagde ontwikkeling, zowel cognitief als motorisch. Daarnaast hebben ze specifieke uiterlijke kenmerken en verschillende lichamelijke aandoeningen. Bij ieder kind zijn er ook andere aandoeningen die de gezondheid en ontwikkeling bepalen.

© 2015 Bohn Stafleu van Loghum, onderdeel van Springer Media BV
M. van Trigt, *Zorg voor mensen met een verstandelijke beperking,*
DOI 10.1007/978-90-368-0883-5_2

Oorzaak en diagnose

Het downsyndroom wordt veroorzaakt door een foute celdeling voor of vlak na de bevruchting. Doordat het kind drie exemplaren van het 21e chromosoom heeft worden in de cellen van het kind allerlei eiwitten te veel gemaakt.

In een klein aantal gevallen is er sprake van een erfelijke oorzaak (een abnormale schikking van genetische eigenschappen van de ouders) maar meestal betreft het de niet-erfelijke vorm. Er bestaat een grotere kans op trisomie 21 bij hogere leeftijd van de ouders. Is er een vermoeden dat de baby het downsyndroom heeft, dan volgt chromosoomonderzoek. Hiervoor wordt bij het kind bloed afgenomen. Met dit onderzoek wordt ook nagegaan of het om de niet-erfelijke of de (relatief zeldzame) erfelijke vorm gaat. Bij de erfelijke vorm is er na de bevruchting een deel van chromosoom 21 naar een ander chromosoom, meestal naar chromosoom 14 verplaatst. Dit noem je translocatie. Deze verplaatsing is in ongeveer 50% van de gevallen erfelijk. Eén van de ouders is dan drager. Dit betekent dat het syndroom bij hem of haar niet tot uiting is gekomen, maar dat het wel overgedragen kan worden.

Na de geboorten valt een aantal uiterlijke kenmerken op:

- buitenooghoeken hoger dan binnenooghoeken (80%);
- iets scheefstaande ogen;
- grote ruimte tussen de grote en tweede teen;
- doorlopende dwarse handplooi (45%);
- dysmorfe oren (60%);
- vlak aangezicht (90%).

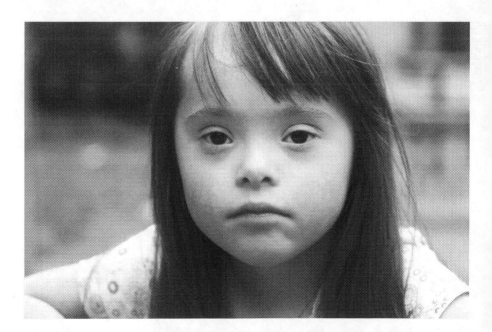

Naast uiterlijke kenmerken zijn er nog andere opvallende zaken bij veel mensen met het downsyndroom:

*   lage spierspanning (hypotonie) (80%);
*   grote beweeglijkheid van de gewrichten (hyperlaxiteit) door slapheid van de kapsels en banden om het gewricht, wat grote lenigheid veroorzaakt maar ook overstrekte gewrichten;
*   zwakke mondmotoriek (vaak open mond met hangende tong)
*   klein in lichaamslengte, ongeveer dertien centimeter kleiner dan de normale lengte.

Gezondheidsproblemen

Er is veel bekend over de gezondheidsproblemen van mensen met downsyndroom. De gemiddelde levensverwachting bij het downsyndroom is zestig jaar. Longontsteking en andere infecties aan de luchtwegen zijn de meest voorkomende doodsoorzaken. Tot de leeftijd van veertig jaar zijn aangeboren hartaandoeningen een belangrijke doodsoorzaak (0-18 jaar in 12% van de sterfgevallen, 18-40 jaar 23%). Mensen met het downsyndroom die ouder zijn dan veertig jaar, overlijden vaak aan hart- en vaatziekten, nier- en longfalen.

Hartafwijkingen Congenitale hartafwijkingen komt bij 45-50% voor. De hartafwijkingen zijn vooral septumdefecten:

*   *atrioventriculair septumdefect* (AVSD): een gat in het tussenschot tussen de kamers en de boezems;
*   *ventrikelseptumdefect* (VSD): een gat in het tussenschot dat de twee hartkamers scheidt;
*   *atriumseptumdefect* (ASD): defect in het centrale deel van het boezemtussenschot.

Bekend is dat bij meisjes en het negroïde ras de hartafwijkingen vaker voorkomen. De resultaten van operatieve correctie van AVSD zijn goed.

Leukemie Kinderen met het downsyndroom hebben een verhoogd risico (20%) op leukemie. Vlak na de geboorte is er 10% kans op *transient leukemoid reaction*. Dit is een preleukemische kloon, een gespecialiseerde stamcel afkomstig uit de lever, die kan leiden tot leukemie. Bij alle pasgeborenen met downsyndroom komt een tijdelijke ophoping van onrijpe bloedcellen in het bloed voor, die wordt aangeduid als leukemoïde reactie. Na vier weken is dit bij 80% van de kinderen weer verdwenen uit het bloed. De diagnose leukemie wordt vaak in een later stadium gesteld. De reactie op therapie is wel goed. Kinderen met het downsyndroom zijn gevoeliger voor de behandeling, maar ook voor de bijwerkingen

Immuunsysteem Bij mensen met het downsyndroom zijn er afwijkingen in het immuunsysteem. De verminderde immuunrespons heeft verschillende verklaringen. Het gen voor het immuunsysteem ligt op chromosoom 21, daardoor is de opruimfunctie van de fagocyten verminderd. Dit leidt tot verminderde afweer tegen bacteriën. Daardoor is er meer kans op keel-, neus- en oorontstekingen. De verminderde trilhaarfunctie wordt veroorzaakt door de vele infecties in het keel- en neusgebied. Mensen met het downsyndroom hebben meer kans hepatitis B te krijgen door de afwijkingen in het immuunsysteem, al hangt het ook samen met gedrag (hygiëne, lichamelijk contact) en verblijf in grootschalige instellingen.

Oogafwijkingen en oorinfecties Oogafwijkingen komen veel voor bij mensen met het downsyndroom. De refractieafwijkingen (verziend- en bijziendheid) komt bij 60–70% voor, scheel kijken (strabisme) bij 30–40% en 4% wordt geboren met cataract. Op oudere leeftijd krijgen ongeveer 13% last van cataract.

Het veelvuldig voorkomen van oorinfecties hangt samen met slapte van de spanning van het zachte gehemelte, een nauwere gehoorgang en het afwijkende immuunsysteem. Gehoorverlies neemt toe met de leeftijd en komt uiteindelijk bij 60% van de mensen met het downsyndroom voor.

Obstipatie en hypothyreoïdie Obstipatie komt vaker voor bij mensen met downsyndroom. Dit komt vooral door de slapte van de spieren en de passieve leefstijl van deze mensen.

Hypothyreoïdie (langzame werking van de schildklier) komt vaker voor bij deze groep mensen, de kans (20–40%) neemt duidelijk toe met het ouder worden. Een kleine groep krijgt last van een te snel werkende schildklier (hyperthyreoïdie).

Problemen met het bewegingsapparaat Afwijkingen aan het bewegingsapparaat komen veel voor bij mensen met het downsyndroom. De oorzaak ligt voornamelijk in de zwakte van het steunweefsel door een afwijkende collageenstructuur. De meeste afwijkingen worden pas zichtbaar als de kinderen gaan lopen (2,5 tot 3 jaar). Een platvoet komt voor bij 90% van de kinderen, 60% heeft last van een hallux valgus of hallux varus (grote teen krom naar buiten of naar binnen gebogen). Een deel van de kinderen heeft een abnormale beweeglijkheid van het heupgewricht, sommigen krijgen een te luxeren heup of een spontane heupluxatie. Wanneer deze (sub)luxatie frequent plaatsvindt, leidt dit tot dysplasie (abnormale ontwikkeling) van de heupkom. Op latere leeftijd is er dan vergrote kans op coxartrose.

Autisme, alzheimerdementie en epilepsie Een autismespectrumstoornis (ASS) komt bij 6–7% van de mensen met het downsyndroom voor. Dat is tien keer vaker dan in de algemene populatie. De diagnose wordt vaak op latere leeftijd gesteld. Bij kinderen met het downsyndroom en autisme is het niveau van functioneren vaak ook lager.

Alzheimerdementie komt soms op jongere leeftijd voor, daarbij is het extra chromosoom van de vader afkomstig. Vanaf 38 jaar kunnen symptomen van de ziekte van Alzheimer al worden gezien. De gemiddelde leeftijd bij diagnose is 51–54 jaar. De diagnose is vaak moeilijk te stellen, vooral bij de ernstig verstandelijk beperkte cliënt met het downsyndroom.

Epilepsie komt ook veel voor, vooral bij de groep die last heeft van een autismespectrumstoornis (ong. 35%). Bij alzheimerdementie neemt het aantal mensen met het downsyndroom dat epilepsie heeft toe.

Stemmingsstoornissen Stemmingsstoornissen komen bij het downsyndroom vaker voor dan bij andere mensen met een verstandelijke beperking. Bij verstandelijk beperkte mensen uit een depressie zich anders dan in de algemene populatie. De depressieve symptomen uiten zich vooral als gedragsveranderingen. Verschijnselen zijn meestal: hypochondrie (overmatige angst voor ernstige ziekte), agressie, verminderde spraak, maar er kan ook sprake zijn van verlies van eetlust, slaapstoornis, huilerigheid en regressie van zelfverzorging. Er is weinig onderzoek gedaan naar stemmingsstoornissen bij mensen met het downsyndroom. Sinds enkele jaren is er erkenning voor het feit dat mensen met een verstandelijke beperking wel degelijk psychische stoornissen kunnen ontwikkelen.

Er is geen eenduidige oorzaak aan te wijzen voor de verhoogde prevalentie van depressie bij mensen met het downsyndroom. Waarschijnlijk is er sprake van een samenspel van factoren. Mogelijk oorzaken zijn: traumatische gebeurtenissen, genetische factoren en afwijkingen in de darm in combinatie met afwijking van serotonine.

Depressie en de ziekte van Alzheimer kunnen samen bestaan bij mensen met het downsyndroom. De symptoompresentatie is gedeeltelijk gelijk. Vaak wordt daardoor verondersteld dat de klachten horen bij de ziekte van Alzheimer, zodat niet de juiste behandeling en begeleiding ingezet worden.

De observatieschaal DASH-II (*Diagnostic Assessment for the Severely Handicapped II*) is speciaal voor het diagnosticeren van depressie bij mensen met een verstandelijke beperking. De DASH-II bestaat uit 13 schalen: stereotyperingen en tics, zelfverwondend gedrag, autismespectrumstoornis, orgaansyndromen, angst, depressie/stemming, manie, schizofrenie, eliminatiestoornissen (zoals encopresis = niet zindelijk voor ontlasting, enuresis = niet zindelijk voor urine), eetstoornissen, slaapstoornissen, seksuele stoornissen, impulscontrole en ander veelzijdig gedrag.

Aandachtspunten voor de zorg en begeleiding

Veel mensen met het downsyndroom en een hartwijking hebben voedingsproblemen. De snelle vermoeidheid leidt soms tot een afkeer van drinken. Kinderen met het downsyndroom groeien vaak slecht, daarom moet bij hen het gewicht goed in de gaten worden gehouden. Op oudere leeftijd is er een neiging tot overgewicht. Dat komt door minder actief te zijn, maar ook omdat mensen met het downsyndroom erg kunnen genieten van lekker eten.

De veelvuldig voorkomende infecties noodzaken tot alertheid op tekenen van infectie. Koorts of roodheid mag niet te lang afgewacht worden, contact zoeken met de medische dienst is belangrijk. Als iemand met het downsyndroom minder actief (traag) wordt, last heeft van gewichtstoename, kouwelijk wordt en vochtophoping krijgen in het gezicht, dan is het goed om deze klachten te melden aan een arts.

Een screening van visus en gehoor eenmaal per 3–5 jaar is aanbevolen. Daarnaast is goede mondzorg vereist, omdat de wortels van de tandelementen bij mensen met het downsyndroom korter zijn en zij door de verminderde afweer meer kans hebben op infecties.

Op het gebied van gedrag zijn met veel geduld en herhaling veranderingen teweeg te brengen. De meeste mensen met downsyndroom zijn prima in staat om nieuwe dingen aan te leren. Is er sprake van gedragsverandering op oudere leeftijd of bestaat het vermoeden dat iemand dementie heeft, dan is het goed om het gedrag te beoordelen door middel van de dementieschaal (DSVH). Dit is een gedragsbeoordelingsschaal en een hulpmiddel bij de diagnostiek van dementie bij volwassenen met een verstandelijke beperking. De schaal is zo opgesteld dat subtiele veranderingen al vanaf het begin van de dementie op betrouwbare en valide wijze in kaart worden gebracht. Bij dementerende cliënten met een verstandelijke beperking is het van groot belang dat in een zo vroeg mogelijk stadium de begeleiding aangepast wordt aan hun niveau van functioneren. Juiste begeleiding van deze cliënten kan een positieve invloed hebben op de kwaliteit van leven.

DEMENTIESCHAAL VOOR MENSEN MET EEN VERSTANDELIJKE HANDICAP DSVH

Gegevens

Naam: Dhr. Van Sitteren   m/v
Adres: Doelenlaan 68
       Den Haag
Geboortedatum: 19-01-1955

Niveau verstandelijke handicap
(hoogst bereikte niveau van functioneren op volwassen leeftijd)

☐ Licht   ☐ Matig
☒ Ernstig ☐ Zeer ernstig

Downsyndroom
☒ Nee   ☐ Ja, trisomie ☐
              mozaïek ☐
              translocatie ☐

Sociaal-emotionele leeftijd: 2 jaar

Aangeboren hartafwijking:
☒ Nee   ☐ Ja

Gehoorverlies
☐ Nee   ☒ Ja

Cataract
☒ Nee   ☐ Ja

Epilepsie
☒ Nee   ☐ Ja

Hypothyreoïdie
☒ Nee   ☐ Ja, jaar van behandeling:

Resultaten

Afnamedatum	01-05-2006	10-12-2006	
Afgenomen door	J. van Doorn	R. de Clerq	
Informanten	1. Y. Willems 2.	1. Y. Willems 2.	1. 2.
Dementie	Ja / Nee	Ja / Nee	Ja / Nee
Stadiumindicatie	1 / 2 / 3 / 4	1 / 2 / 3 / 4	1 / 2 / 3 / 4
Differentiaaldiagnose	Vermoeden van depressie. Zie DDV en cluster diff. diag. Herafname geïndiceerd over ± 6 maanden.		
Opmerkingen / Ingrijpende gebeurtenissen	02-2001 Verhuizing met ouders. 07-2002 Verbouwing in huis. 03-2002 Brand in huis. 03-2006 Verhuizing Doelenlaan.		

Fragiele-X-syndroom

Het fragiele-X-syndroom is één van de meest voorkomende erfelijke oorzaken van een verstandelijke beperking, met een percentage van 1:4000 mannen en 1:6000 vrouwen. Dat betekent dat er in Nederland per jaar zo'n 20 jongens worden geboren met het fragiele-X-syndroom en ongeveer 15 meisjes.

Oorzaak en diagnose

Bij fragiele X is er sprake van een afwijking in het X chromosoom. Die afwijking is zichtbaar als insnoering, een breekbare plaats in het chromosoom. het fragiele-X-syndroom wordt doorgegeven via het X-chromosoom. Mannen kunnen het dus doorgeven aan hun dochters, maar niet aan hun zonen (die krijgen immers het Y chromosoom). Vrouwen kunnen het doorgeven aan zowel dochters als zonen (als de aangedane X wordt doorgegeven). Het is onbekend hoe en waarom de geslachts-cellen veranderen rondom de bevruchting. Bekend is wel dat er door de verande-ring een tekort aan FMR-eiwit ontstaat, waardoor er zwakke verbindingen in de zenuwcellen zijn en signalen niet goed worden doorgegeven. Dit alles veroorzaakt de kenmerken van het syndroom en heeft invloed op de verstandelijke ontwikke-ling. Op dit moment is men in de Verenigde Staten bezig met het ontwikkelen van medicatie om die zwakke verbindingen in de zenuwcellen tegen te gaan, zodat de gedragsontwikkeling beïnvloed wordt.

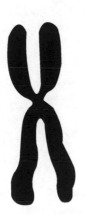

Het fragiele-X-syndroom wordt vastgesteld door een DNA-onderzoek van het bloed. Aan baby's met het fragiele-X-syndroom is meestal niet veel te zien. Bij het ouder worden zijn de gelaatstrekken meer kenmerkend. Vaak een hoog voorhoofd, grote oren en een forse kin. Ook zijn de ogen soms opvallend doordat de plooi van het ooglid niet aanwezig is. Daarnaast vallen de platvoeten (60-80%) en de zachte flu-weelachtige huid op. Bij een aantal kinderen is er sprake van extra tanden en/of een dubbele tandenrij. De verstandelijk ontwikkeling van mensen met het fragiele-X-syndroom kan variëren van leermoeilijkheden tot een ernstige verstandelijke beperking.

Gezondheidsproblemen

Mensen met het fragiele-X-syndroom zijn over het algemeen redelijk gezond en hebben een normale levensverwachting.

Infecties en ontstekingen In de kindertijd zijn er vaak infecties aan de luchtwegen en oorontstekingen. Kinderen die veel last hebben van oorontstekingen, lopen meer risico op gehoorbeschadiging.

Problemen met het bewegingsapparaat Opvallend bij mensen met het fragiele-X-syndroom is hyperlaxiteit: meer elasticiteit van de gewrichtsbanden. Gewrichten en ledematen zijn heel los en kunnen ver overstrekken, waardoor er meer kans op gewrichtsluxaties is. Er is vaak sprake van een vertraagde motorische ontwikkeling.

Diverse problemen Er kunnen oogafwijkingen ontstaan als bijziendheid en afwijkingen aan het hoornvlies. Voedingsproblemen komen regelmatig voor. Bij jongens is er vaak een vergroting van de testikels (80 - 90%), maar ze zijn normaal vruchtbaar. Meisjes zijn ook normaal vruchtbaar, maar 20% van de vrouwen raakt op jonge leeftijd (voor 40e jaar) in de overgang.

Gedrag Contact maken gaat moeilijker en de ontwikkeling gaat niet 'vanzelf'. De kinderen met het fragiele-X-syndroom zijn druk en kunnen zich moeilijk concentreren, zijn snel afgeleid en hebben veel behoefte aan structuur. Ook kan er een sterke weerstand zijn rondom de overgangen tussen twee verschillende situaties of activiteiten. Ze fladderen met de handen, of bijten op hun hand of arm. Dit gedrag doet samen met de verlegenheid denken aan het gedrag van kinderen met autisme.

Op de volwassen leeftijd kan een aantal gedrags- en/of psychiatrische problemen voorkomen:

• als agressie bij angst en onzekerheid;
• sociale fobieën;
• psychosen;
• stemmingsstoornissen.

Intelligentie Het niveau van verstandelijk functioneren ligt voor de meisjes gemiddeld hoger (IQ 50-85) dan bij jongens (IQ 20-60). Opvallend is dat de spraak-taalontwikkeling vertraagd is bij alle kinderen met het fragiele-X-syndroom. Ongeveer 30% van de meisjes heeft een normale intelligentie, bij het overige deel is ook sprake van een matige of ernstige verstandelijke beperking.

Aandachtspunten voor de zorg en begeleiding

Wat betreft de gezondheid zijn er geen grote aandachtspunten rondom de zorg. Bij voedingsproblemen is het belangrijk dat het kind voldoende leeftijdsadequate voeding binnenkrijgt en dat de groei goed verloopt. Ook kan logopedie een belangrijke rol spelen rondom eten of bij de spraakontwikkeling.

Door de hyperlaxiteit is het mogelijk dat gewrichten uit de kom schieten. Verder zijn de gewrichten mogelijk sneller vermoeid door de geringe stevigheid. Daarom moet alles gedoseerd aan worden geboden. De fysiotherapie kan zich richten op het stimuleren van motorische vaardigheden, zoals zitten, kruipen, lopen, evenwicht en coördinatie. Mensen met het fragiele-X-syndroom hebben ook baat bij vormen van fysiotherapie gericht op ontspanning en het integreren van prikkels vanuit verschillende zintuigen. Ook op latere leeftijd blijft veel bewegen/sport van groot belang voor mensen met het fragiele-X-syndroom.

De kinderen ontwikkelen zich langzamer dan gemiddeld en hebben moeite met onverwachte situaties, daarom is anticiperen op situaties en activiteiten erg belangrijk. Een agenda, kalender of een verhaal over een vergelijkbare gebeurtenis (een 'social story') zijn hulpmiddelen om het kind voor te bereiden op een komende gebeurtenis of activiteit. Ook het hanteren van een dagprogramma is bruikbaar voor deze groep. We weten dat kinderen met het fragiele-X-syndroom moeite hebben met overgangen en gaan slapen is natuurlijk zo'n overgang. Omdat deze kinderen ook gevoelig zijn voor omgevingsstimuli, moet het kind goed worden voorbereid op het slapen gaan. Hulpmiddelen hierbij zijn vaste rituelen en gewoonten, goed 'naar-bed-gedrag' belonen en het bed en de slaapkamer alleen gebruiken voor slapen (kind associeert dan het bed met slapen en niet met spelen).

Angelmansyndroom

Het angelmansyndroom wordt op grond van het gedrag van het kind en de uiterlijke verschijnselen vaak vermoed. Deze verschijnselen zijn niet te zien bij de geboorte, maar worden pas duidelijk zichtbaar tussen het derde en vijfde levensjaar. De kinderen hebben een vertraagde ontwikkeling, grove en lompe motoriek en een ernstige spraak- en taalachterstand. Alle kinderen met dit syndroom zijn ernstig verstandelijk beperkt. Uiterlijke kenmerken van het angelmansyndroom kunnen zijn:

- breed en afgeplat hoofd;
- puntige, vooruitstekende kin;
- grote mond;
- veel ruimte tussen de tanden en kiezen;
- de tong komt tijdens het slikken altijd naar buiten.

1 op de 20.000 levend geborenen in Nederland, betreft het angelmansyndroom, dat wil zeggen ongeveer 9 nieuwe kinderen per jaar. Het zijn opgewekte kinderen met een hyperactief gedrag.

Oorzaak en diagnose

De oorzaak van het angelmansyndroom is een ingewikkeld verhaal. Het wordt namelijk niet veroorzaakt door één bepaalde fout in de chromosomen. Op dit moment zijn er vier verschillende fouten bekend die allen tot het angelmansyndroom leiden. Het gemeenschappelijke van deze vier oorzaken is het niet goed werken van een groepje genen op chromosoom 15. Het komt even vaak voor bij jongens als bij meisjes. Omdat bij deze kinderen de uiterlijke kenmerken zo duidelijk zijn, wordt de voorlopige diagnose vaak al gesteld en wordt door onderzoek van de chromosomen de diagnose bevestigd.

Gezondheidsproblemen

De kinderen met het angelmansyndroom hebben doorgaans een goede gezondheid. Problemen die kunnen voorkomen:

- epilepsie (80%);
- voedingsproblemen, door slechte zuigreflex en verslikken;
- hiatus herniae (niet goed functioneren van het afsluitingsmechanisme van de maagingang, met als gevolg een gastro-oesofageale reflux);
- achterblijven in groei, vanwege de voedingsproblemen en omdat ze heel veel kauwen (bewegen veel met hun tong) en de tong vaak uit hun mond steekt;
- obstipatie, vooral op oudere leeftijd;
- slaapproblemen, in ernstiger vorm dan bij mensen met een verstandelijke beperking zonder dit syndroom. Onderzoek heeft uitgewezen dat mensen met het angelmansyndroom last hebben van een langere slaaplatentie (het duurt langer om in slaap te vallen), langer wakker liggen in bed, 's nachts vaker wakker worden en minder lang slapen. De oorzaak ligt vooral in een verstoorde melatonine aanmaak en epilepsie;
- scoliose (zijdelingse verkromming van de wervelkolom) (bij 1 op de 10), wat al vanaf het vijfde jaar kan ontstaan;
- luchtweginfecties, vooral in de beginjaren;
- lichte huidskleur, blond haar en blauwe ogen (bij 3 van de 4), doordat in de huid (te) weinig pigment tot ontwikkeling is gekomen.

De levensverwachting is normaal, tenzij dat er complicaties zijn die de levensverwachting bekorten (zoals ernstige slikproblemen en onbehandelbare epilepsie).

Aandachtspunten voor de zorg en begeleiding

Kinderen met het angelmansyndroom zijn geïnteresseerd in hun omgeving en eigenzinnig in hun gedrag. Doordat ze zich niet met woorden kunnen uiten, ontstaat er nogal eens agressief gedrag, zoals aan de haren trekken, krabben, slaan of bijten. Bij dit gedrag is het verstandig de pedagoog in te schakelen en samen te zoeken naar de oorzaak van dit gedrag. Kinderen met het angelmansyndroom hebben een fascinatie voor water, reflecterende oppervlakken (zoals spiegels) en plastic. Soms duiken ze zo het water in en zien geen gevaar.

Kinderen met het angelmansyndroom zijn erg gericht op hun mond. Ze bewegen hun tong vaak en stoppen hun vingers (soms zelfs hun tenen), maar ook voorwerpen in de mond. De mond lijkt gebruikt te worden om voorwerpen af te tasten. Daardoor wordt de speekselvorming gestimuleerd, waardoor kinderen en volwassenen met het angelmansyndroom veel kwijlen. Aandacht voor de huid is daarom belangrijk. Door een tekort aan huidpigment verbranden mensen met het angelmansyndroom snel in de zon, daarom aandacht voor huidbescherming, ook in de winter.

De juiste houding en juiste voedingsmethode zijn belangrijk. Samenwerking met diëtiste en logopedist is onmisbaar. De kinderen hebben last van reflux en dat doet zich vaak voor in liggende houding of bij het voorover bukken, vooral na een maaltijd. Daarom is het aan te raden deze kinderen in anti-trendelenburg houding te leggen en regelmatig te kijken of zij niet gebraakt hebben.

Observatie van epileptische aanvallen is een onderdeel van de verzorging van deze kinderen. Deze kinderen hebben veel aanvallen, maar soms lijken het geen toevallen (beverig of kortdurende afwezigheid). Rapportage via de epilepsie aanvalskalender is belangrijk.

Door het gebruik van sommige anti-epileptica ontstaat hypertrofie van het tandvlees en kan het gebit aangetast worden door de zure maaginhoud. Extra aandacht voor gebitsverzorging is dan belangrijk.

Omdat al op jonge leeftijd scoliose kan ontstaan, moet controle van de rug regelmatig plaatsvinden om de verkromming vroegtijdig op te sporen.

Prader-willisyndroom

Het prader-willisyndroom werd in 1956 voor het eerst beschreven door de Zwitserse artsen Prader, Labhart en Willi. Het viel hen op dat de combinatie van spierslapte, onbedwingbare eetlust en een aantal uiterlijke kenmerken niet toevallig kon zijn. We weten nu dat het syndroom het gevolg is van een genetische afwijking.

In Nederland worden jaarlijks ongeveer 10-12 kinderen met prader-willisyndroom geboren. Het komt even vaak voor bij jongens als bij meisjes.

Oorzaak en diagnose

De oorzaak ligt in het ontbreken van een klein stukje erfelijke informatie op chromosoom 15. De diagnose wordt gesteld via DNA-onderzoek. Bij pasgeborenen staan spierslapte en voedingsproblemen op de voorgrond. Ze hebben een typische gelaatstrek: smal gezicht, amandelvormige ogen, smalle tentvormige mond met hangende mondhoeken.

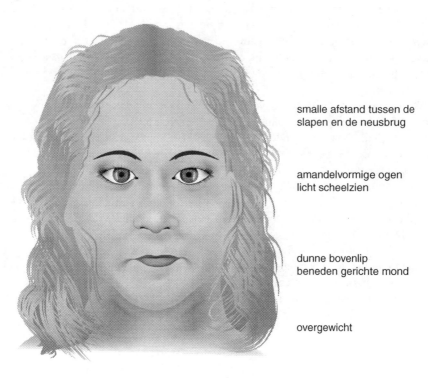

smalle afstand tussen de slapen en de neusbrug

amandelvormige ogen licht scheelzien

dunne bovenlip beneden gerichte mond

overgewicht

Recent onderzoek (2013) heeft aangetoond dat een vroege diagnose, scholing van groepsbegeleiders, het routinematige vervolgen van de gezondheid en tijdige behandeling van bijkomende aandoeningen belangrijk zijn voor een betere kwaliteit van bestaan van mensen met prader-willisyndroom.

Gezondheidsproblemen

Het gemiddelde IQ bij mensen met het prader-willisyndroom is rond de 70. Zij hebben vooral leermoeilijkheden, moeite met abstract denken en een slechte taal- en spraakontwikkeling.

Mensen met prader-willisyndroom hebben voor veel zaken meer tijd nodig dan anderen.

Na de geboorte staan ernstige spierslapte en voedingsproblemen op de voorgrond. Op de kinderleeftijd ontstaat de neiging tot overeten. Opvallend is de onverzadigbare eetlust met vetzucht. Zonder dieetmaatregelen zal dit leiden tot ernstig overgewicht. Zij hebben een beperkte lengtegroei.

Wanneer het gewicht onder controle kan worden gehouden, is de levensverwachting van mensen met het prader-willisyndroom in principe normaal. Belangrijke doodsoorzaken zijn diabetes mellitus II (kans 25%) en hart- en vaatziekten.

Door het soms enorme overgewicht kan het obesitas hypoventilatiesyndroom (OHS) met chronische alveolaire hypoventilatie overdag en apnoe tijdens de slaap ontstaan. Dit wordt obstructieveslaapapneusyndroom (OSAS) genoemd. Hierbij ontstaat de apnoe door obstructie van de hogere luchtwegen tijdens inspiratie. Ook buitengewone slaperigheid overdag is een veelvoorkomend symptoom.

Problemen van het bewegingsapparaat, zoals verkrommingen van de rug, doorgezakte voeten en heupklachten, komen veel voor. Door spierslapte in combinatie met overgewicht kunnen deze problemen zich ontwikkelen.

Mensen met het prader-willisyndroom hebben op jongere leeftijd een afname van de hormoonvorming. Sommigen van hen hebben al op 25-jarige leeftijd een ernstige mate van osteoporose. Een bijkomende factor is het overgewicht, daardoor hebben zij weinig lichaamsbeweging.

60% van de mensen met dit syndroom heeft een centrale bijnierschorsinsufficiëntie tijdens stress. Het advies is om tijdens stress of ziekte te behandelen met stressdosering hydrocortison. Lagere spiegels van oestrogenen, testosteron en groeihormoon zouden een rol kunnen spelen bij het proces van vroegtijdige veroudering, want bij velen nemen de functionele vaardigheden af vanaf veertigjarige leeftijd.

Aandachtspunten voor de zorg en begeleiding

Vooral na het tweede levensjaar wordt voedsel een obsessie. De energiebehoefte van het lichaam ligt ongeveer 30% beneden het gemiddelde. De gewichtstoename kan heel snel gaan. Er blijft een hongergevoel ondanks een volle maag. Mensen met het prader-willisyndroom zijn meesters in het weghalen en verbergen van voedsel. Daarom is het goed om eenduidige afspraken met hen te maken over voeding en gewicht, dit alles in overleg met een diëtiste. Voedsel zien en er niet aan te mogen komen geeft al spanning. Soms is het noodzakelijk om de keuken en de (koel)kast op slot te doen. Door het niet goed op elkaar sluiten van tanden en kiezen en dik speeksel en veel (zoet) eten, lopen deze kinderen een groot risico op cariës. Mondhygiëne vraagt dus extra aandacht.

Obstipatie is ook een veelvoorkomend probleem. Deze kinderen bewegen vaak weinig, daarom is het goed dat er aandacht is voor voldoende lichaamsbeweging en dat een beweegplan gemaakt wordt. Een gezonde levensstijl kan een positieve invloed hebben op de kwaliteit van leven bij volwassenen met prader-willisyndroom.

De kinderen met prader-willisyndroom hebben een hoge pijndrempel en een gestoorde temperatuurregulatie. Deze beide factoren kunnen een infectie maskeren. Zij geven vaak laat aan dat ze pijn hebben en geven pas klachten aan als de infectie hevig is. De verzorgers moeten alert zijn op veranderingen en bij twijfel moet de temperatuur opgenomen worden. De kinderen kunnen niet braken zelfs al eten zij niet-eetbare zaken zoals afval. Krabben en peuteren is een veelvoorkomend probleem. De wondjes kunnen maanden open blijven door peuteren, daarom is voorkomen beter dan genezen, onder andere door ervoor te zorgen dat de huid niet droog is. De verhoogde pijngrens speelt hierbij eveneens een rol.

Obstructieveslaapapneusyndroom (OSAS) leidt tot vaak wakker worden 's nacht, slaperigheid overdag en afname van lichamelijke conditie. Daarom is een strak dagprogramma belangrijk.

Mogelijk op basis van een hersenstoornis doen zich vaak gedragsproblemen voor, zoals woede-uitbarstingen, koppigheid. Bij het ouder worden nemen de depressieve perioden (met psychotische kenmerken) vaak toe. Hoewel zij vaak erg aardig zijn, kan de stemming op onvoorspelbare momenten omslaan. De sterke lust tot eten, levert naast de stemmingswisselingen vaak de meeste problemen op. Praten maakt in een dergelijk geval de zaak alleen maar erger. Duidelijke afspraken en time-out procedures werken vaak goed.

De puberteitsontwikkeling vindt vaak niet volledig plaats, maar mensen met prader-willisyndroom zijn niet aseksueel. Zij hebben behoefte aan intiem contact, maar de verlangens door seksuele prikkels worden niet herkend. Vroeger werd hier weinig aandacht aan besteed. Voorlichting en aandacht voor anticonceptie is voor deze groep ook belangrijk.

Klinefeltersyndroom

Het syndroom van Klinefelter (SvK) is een geslachtsgebonden chromosomale afwijking, die alleen bij jongens en mannen voorkomt. Ongeveer 1 op de 500 jongens wordt met het klinefeltersyndroom geboren. Het is de meest voorkomende chromosoomafwijking, maar de aandoening is nog erg onbekend. Dit komt omdat jongens en mannen met het syndroom er niet anders uitzien, behalve dat zij een meer vrouwelijke lichaamsbouw kunnen hebben. Ook zijn er soms problemen met communiceren, schrijven, concentratie en coördinatie, maar deze verschijnselen kunnen ook bij allerlei andere ziektebeelden horen. Inmiddels is er wel meer bekend over de verschijnselen die kunnen voorkomen bij het klinefeltersyndroom, maar ook dat er geen eenduidige beschrijving is te geven van een baby, jongen of man met klinefeltersyndroom.

Oorzaak en diagnose

Het klinefeltersyndroom wordt bij 10% voor of bij de geboorte ontdekt en bij 25% gedurende kindertijd tot volwassenheid. Een deel van mensen met het klinefelter-syndroom ervaart geen gezondheidsproblemen. Bij hen wordt het syndroom niet of pas later in het leven ontdekt.

Jongens/mannen met het klinefeltersyndroom hebben één of meer extra X- of Y-chromosomen. Ze hebben dus geen 46, maar 47 of meer chromosomen. Het meest komt 47-XXY voor. Maar het komt ook voor dat iemand 48-XXXY of 48-XXYY of 49-XXXXY heeft. Ook zijn er mannen met het klinefeltersyndroom waarbij niet in alle, maar alleen in enkele lichaamscellen een extra X-chromosoom zit (moza-icisme). Hoe meer X'en, hoe ernstiger de verstandelijke beperking. Het is bekend dat met elke X erbij de intelligentie (IQ) met 15 punten afneemt.

Door middel van chromosoomonderzoek wordt de diagnose gesteld. In Neder-land vindt dit plaats bij het vermoeden van de aandoening. Het klinefeltersyndroom is dus niet echt zichtbaar en daardoor wordt vaak de diagnose gemist.

Gezondheidsproblemen

Soms zijn er lichamelijke problemen zoals dunne armen en benen. De penis en testes zijn vaak klein. Als kinderen ouder zijn, dan vallen deze kenmerken meer op. Een grote groep krijgt last van borstvorming (gynaecomastie), hierdoor is het risico op borstkanker vergroot. Ook is er een verminderde spiermassa en een vrouwelijke vet- en haarverdeling. Zeker de helft van de jongens komt door een tekort aan tes-tosteron niet of nauwelijks in de pubertijd. 99% is hierdoor ook niet vruchtbaar. Zij hebben ook een mindere botmassa. Mannen met dit syndroom hebben een ver-hoogde kans op spataderen, trombose en auto-immuunziekten (diabetes mellitus, schildklierafwijking). Naast lichamelijke problemen kampen sommige jongens met psychosociale problemen. Over het algemeen zijn ze in hun kindertijd wat later met praten en hebben ze moeite met leren, vooral met lezen. Het IQ verschilt flink, er zijn kinderen met het klinefeltersyndroom met ernstige mentale retardatie, maar er zijn ook volwassen die werkzaam zijn als ingenieur.

Mensen met het klinefeltersyndroom kunnen vaak slechter meekomen in een groep, dit komt doordat zij informatie vaak langzamer verwerken, hebben moeite om zich te concentreren of snel omschakelen en raken snel 'overspoeld' door in-formatie. Of mensen met het klinefeltersyndroom deze kenmerken hebben en of de problemen optreden hangt vooral af van de chromosoomafwijking.

Aandachtspunten voor de zorg en begeleiding

Omdat de symptomen en kenmerken erg verschillen per persoon is er niet een lijst met aandachtspunten te noemen rondom zorg en begeleiding. Het is belangrijk om zorg op maat te leveren, kijk naar de persoon en geef wat hij nodig heeft.

Vooral extra begeleiding rondom organiseren van werkzaamheden, het krijgen van meer zelfvertrouwen en het leren van vaardigheden om te functioneren in een groep zijn belangrijk. Benadruk wat zij wel kunnen. Als de borstontwikkeling ernstig is, wordt soms een operatie verricht. Een knobbeltje in de borst moet altijd door een arts onderzocht worden. Tijdens de puberteit worden soms geslachtshormonen toegediend om late gevolgen, zoals osteoporose te voorkomen. Verder is het belangrijk om aandacht te besteden aan beweging (wandelen, fietsen of te zwemmen). De verpleegkundige of agogisch medewerker moet ervoor zorgen dat de cliënt de juiste hoeveelheid zuivelproducten neemt.

Turnersyndroom

Het turnersyndroom komt alleen bij vrouwen voor. Dit syndroom wordt veroorzaakt door een afwijking aan of het ontbreken van een X-chromosoom. Vrouwen met het turnersyndroom komen dus een X-chromosoom tekort. Het ontbreken van één van de geslachtschromosomen of een afwijking aan de vorm van één van de X-chromosomen veroorzaakt problemen bij de aanleg en ontwikkeling van het kind. Mannelijke foetussen met een ontbrekend X-chromosoom kunnen niet overleven. Het turnersyndroom komt voor bij 1 op de 2.000 tot 5.000 vrouwen in Nederland.

Een minder ernstige vorm, de mozaïekvorm, komt bij 20% voor. Hierbij zit de chromosoomafwijking niet in alle cellen. Vrouwen met de mozaïekvorm kunnen wel zwanger raken. Het turnersyndroom veroorzaakt zelden leer- of mentale achterstand of verstoring van het ruimtelijke denkvermogen.

Oorzaak en diagnose

Meisjes met het turnersyndroom hebben slechts één X-chromosoom (45X of 45XO) waarbij de O het ontbrekende X-chromosoom weergeeft. Dat heeft gevolgen voor het uiterlijk en de vruchtbaarheid. Ook kunnen ze een nierafwijking, gehoorproblemen en een hartafwijking hebben.

De diagnose turnersyndroom wordt op allerlei momenten in het leven gesteld: 20% bij de geboorte, 13% gedurende de kinderjaren, 30% tijdens de puberteit en 37% tijdens volwassenheid. Vaak wordt de diagnose pas op latere leeftijd gesteld, als de puberteitsontwikkeling niet op gang komt en de meisjes niet ongesteld worden. De arts kan dan het syndroom vaststellen door DNA-onderzoek te doen. Het syndroom is niet erfelijk, daarom is er voor ouders met een meisje met het turnersyndroom een heel laag herhalingsrisico.

Soms zijn de uiterlijke kenmerken duidelijk zichtbaar, waardoor chromosomen-onderzoek direct wordt ingezet. De kenmerken kunnen zijn:

- huidplooien in nek;
- brede en korte nek;
- oren laag op het hoofd;
- niet volledig ontwikkelde oorschelpen;
- brede borstkas met wijduitstaande tepels;
- lymfeoedeem in handen en voeten;
- bindweefselstreng bij het ovarium ('streak gonad').

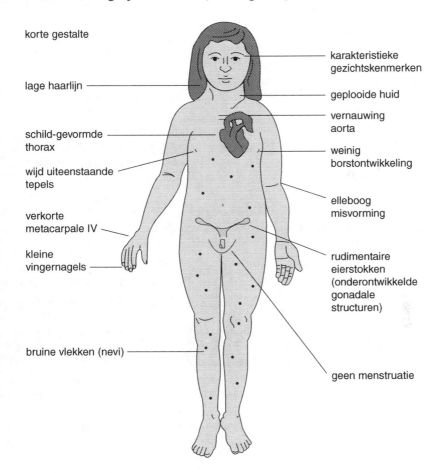

Gezondheidsproblemen

Doordat het X-chromosoom ontbreekt, verdwijnen de eicellen (follikels) in de ovaria vroegtijdig. Vaak gebeurt dat al voor de geboorte. Omdat door het ontbreken van de follikels ook geen vrouwelijke hormonen (oestrogenen) worden aangemaakt, blijven borstontwikkeling en menstruatie uit. Ze hebben ook opvallend weinig schaam- en okselhaar. Om de vrouwelijke ontwikkeling op gang te helpen, krijgt het meisje vanaf haar dertiende vrouwelijke geslachtshormonen (oestrogenen en progesteron). Meestal geeft de arts de anticonceptiepil. Vrouwelijke geslachtshormonen zijn ook nodig voor een verdere groei, sterke botten en sterke bloedvaten. De vrouwelijke hormonen moeten de meisjes levenslang innemen. Door het ontbreken van de vrouwelijke geslachtshormonen is er ook grote kans op osteoporose.

Vrouwen met het turnersyndroom zijn meestal klein (ongeveer 147 cm). Hoewel er geen tekort is aan groeihormoon, is uit studies gebleken dat ze beter groeien als ze extra groeihormoon krijgen toegediend. Hoe jonger de meisjes zijn bij de start van de behandeling hoe beter het resultaat. Het doel van deze behandeling is de lengtegroei van het meisje zoveel mogelijk te stimuleren, zodat het verschil in lengte met andere meisjes en vrouwen zo klein mogelijk is. Dit lukt meestal gedeeltelijk. Studies wijzen op een gemiddelde eindlengte rond de 155 cm.

Andere gezondheidsproblemen kunnen zijn: aangeboren hartafwijkingen (meestal aortavernauwing (coarctatio aortae)) en nierafwijkingen (één nier of hoefijzernier).

Ongeveer de helft van de vrouwen met het turnersyndroom krijgt op volwassen leeftijd een chronische schildklierontsteking. Ook is er een verhoogde kans op diabetes mellitus en hypertensie (40-60%). Zij hebben ook opvallend veel moedervlekken (naevi).

Aandachtspunten voor de zorg en begeleiding

Als meisjes ouder worden, valt het ze op dat ze anders zijn dan andere meisjes. Hun puberteitsontwikkeling gaat anders, ook al gebruiken ze medicatie. Hoewel door de medicatie de lichamelijke verschillen niet meer zo groot zijn, voelen veel meisjes zich toch anders. Ze zijn niet zo bezig met het uiterlijk en met vriendjes, waardoor ze zich vaker een buitenstaander voelen bij vriendinnen. Ook hebben ze wat moeite met contact maken, dit komt onder andere doordat ze vaak moeite hebben het gedrag van anderen goed te begrijpen. Ze weten ook niet altijd goed hoe ze hun emoties moeten uiten. Ze worden soms gepest. Daarom is het belangrijk om de meisjes te steunen en hen te stimuleren sociale contacten met leeftijdsgenoten te onderhouden.

Het is bekend dat bij langdurig gebruik van medicijnen de therapietrouw afneemt. Aangezien het meisje het groeihormoon en de oestrogenen (levenslang) moet nemen, is stimuleren van de therapietrouw gewenst.

Er is een grote kans op gehoorproblemen. Vaak treedt op later leeftijd een snelle achteruitgang van het gehoor op. Het is belangrijk dat de verzorgers hier aandacht voor te hebben en zo nodig een audicien te laten raadplegen.

Het rettsyndroom

Het rettsyndroom is een ontwikkelingsstoornis die bijna alleen bij meisjes voorkomt. Het syndroom is extreem zeldzaam bij jongens. Dit syndroom wordt gekenmerkt door een ontwikkeling die tussen de zes en achttien maanden stagneert. De eerste levensmaanden ontwikkelen deze kinderen zich zoals andere kinderen. Maar langzamerhand ontstaat er een vertraagde ontwikkeling. Daarna volgt er een periode van verlies van motorische vaardigheid, met uiteindelijk een volledig verlies van spraak- en loopvermogen. Het is een ontwikkelingsstoornis van het zenuwstelsel; vooral de hersenstam.

Er komt een knik in de ontwikkeling (stagnatie) van deze kinderen en er ontstaat vaak ook een onregelmatige ademhaling. Na deze achteruitgang volgt een stabielere periode, waarin apraxie (het onvermogen te handelen), epilepsie en scoliose meer een rol gaan spelen. In deze periode kan wel verbetering van motoriek en communicatie bereikt worden. Uiteindelijk kan de mobiliteit terugvallen als gevolg van spierzwakte, stijfheid en toenemende scoliose.

De ernst van de beperkingen en de verstandelijke beperking kunnen sterk variëren. De gemiddelde levensverwachting is rond de veertig jaar. Dit is niet zeker, omdat het rettsyndroom pas in 1983 werd beschreven door de Oostenrijkse kinderarts Andreas Rett. Veelvoorkomende doodsoorzaken zijn respiratoire problematiek (aspiratie pneumonie), cardiale problematiek (QT tijd verlenging of decompensatie cordis), of overlijden gerelateerd aan epilepsie (status epilepticus).

Oorzaak en diagnose

Het rettsyndroom is een klinische diagnose, dat wil zeggen dat de diagnose wordt gesteld aan de hand van onderstaande kenmerken en wordt bevestigd met een DNA-onderzoek. Om het syndroom te mogen vaststellen, moeten er minimaal acht kenmerken aanwezig zijn bij het kind:

• normale zwangerschap en geboorte;
• normale hoofdomtrek bij geboorte;
• vertraagde toename van hoofdomtrek vanaf de geboorte;
• normale of gering vertraagde psychomotorische ontwikkeling in de eerste 6 maanden;
• verlies van verkregen handgebruik tussen de leeftijd 0,5 - 2,5 jaar;
• ontwikkeling van typische handbeweging, zoals handen wrijven, knijpen, of hand-mondbeweging;
• afname van de vaardigheid om contact te maken of beperking in communicatie, verlies van aangeleerde woorden;
• optreden van dyspraxie dat wil zeggen; motorische onhandigheid.

Andere kenmerken zijn:

- afwijkende ademhaling;
- koude, blauwe handen en voeten door ontregeling van de doorbloeding;
- afwijkend slaappatroon met soms nachtelijke huil- of lachbuien;
- gestoorde spierspanning;
- tandenknarsen;
- groeiachterstand;
- scoliose.

Recent is er meer aandacht voor het 'early onset' rettsyndroom of ook wel het congenitaal rettsyndroom genoemd. Hierbij is al direct na de geboorte sprake van een slappe tonus (spierspanning) en vertraagde ontwikkeling. Deze kinderen komen doorgaans niet tot kruipen of lopen. Er is dan geen sprake van regressie in de ontwikkeling, maar zij hebben wel veel kenmerken van het syndroom.

Dit syndroom wordt veroorzaakt door een mutatie van het MECP2-gen, deze bevindt zich op het X-chromosoom. Jongens hebben maar één X-chromosoom. Zij kunnen de fout daarin niet compenseren en zijn dus niet levensvatbaar. Meisjes echter hebben twee X chromosomen en kunnen wel met het andere ('gezonde') X-chromosoom compenseren. Hierdoor zijn meisjes met het rettsyndroom wel levensvatbaar.

Dit gen is een DNA-bindend eiwit dat in alle lichaamscellen aanwezig is en in de hersenen in hoge concentraties voorkomt. Het eiwit zet andere genen aan die zorgen voor de ontwikkeling van andere lichaamscellen. Dit veranderende gen zorgt voor een instabiel eiwit, waardoor de cel minder lang zijn werking kan uitoefenen. Met als gevolg dat het in ontwikkeling zijnde centrale zenuwstelsel wordt beschadigd. Bij het rettsyndroom zijn de hersenen en met name de hersenstam, het meest onderontwikkeld in verhouding tot de andere organen.

Fases rettsyndroom

Het rettsyndroom is te verdelen in vier fasen:

- *Fase 1: leeftijd 6-18 maanden.* Vertraging in de ontwikkeling, kinderen worden slapper en maken minder contact. De groeisnelheid van het hoofd neemt af en soms krijgen ze aspecifieke handbewegingen.
- *Fase 2: leeftijd van 1 tot 4 jaar.* Verlies van de ontwikkelde vaardigheden als spraak en lopen. Ook ontstaan er oesofageale reflux en een slechte voedingstoestand. De motoriek van de handen wordt minder en meisjes gaan wrijven of kloppen. Het vermogen tot communicatie en interactie wordt minder. Dit stadium kan ook gepaard gaan met onrust en gedragsproblemen. Deze fase kan maanden duren.
- *Fase 3: leeftijd varieert.* Dit is de stabiele fase. Communicatievaardigheden en een aantal motorische vaardigheden kunnen zich weer verbeteren. Daarnaast is de dyspraxie, het zeer moeilijk kunnen aansturen van alle lichaamsbewegingen, de meest ingrijpende beperkende factor bij het syndroom. Het betreft alle moto-

riek, de ledematen, het hoofd, maar ook de oogbewegingen en de spraak. De fase kan lang duren, zelfs de rest van hun leven.

* *Fase 4: leeftijd na het 10e levensjaar.* Sterke afname van de mobiliteit door spierzwakte, stijfheid en de scoliose.

Gezondheidsproblemen

Uit een studie blijkt dat het voor 81% van de kinderen met het rettsyndroom onmogelijk is om vaste voedingsmiddelen tot zich te nemen. De voedingsproblemen treden voornamelijk op als gevolg van kauw- en slikproblemen (slechte beweging van de tong, vertraagde slokdarm- en maagontlediging) en bewegingsstoornissen in het maag-darmkanaal. Dit alles leidt meestal tot groeivertraging. 37% van de meisjes met het syndroom heeft ondergewicht, maar ook 7% heeft overgewicht. De oorzaak van overgewicht en het mechanisme kan men niet verklaren.

Ademhalingsproblemen die kunnen optreden zijn: hyperventilatie, oppervlakkige ademhaling, adem inhouden en steunende ademhaling. Door de ontwikkelingsstoornis van de hersenstam zijn de autonome functies ernstig verstoord. Deze autonome functies zijn de lichaamsfuncties die niet bewust worden aangestuurd.

Obstipatie komt veel voor bij rettsyndroom. Dit is het gevolg van bewegingsstoornissen in het maag-darmkanaal met de combinatie van andere risicofactoren die beschreven zijn bij mensen met een verstandelijke beperking (als onvoldoende vocht- en vezelinname, onvoldoende lichaamsbeweging, gebruik van anti-epileptica).

Epilepsie komt voor bij 80% van de meisjes met het rettsyndroom.

Scoliose is een veelvoorkomend probleem bij het rettsyndroom (75% op de leeftijd van 13 jaar).

Ongeveer een kwart van de kinderen met het rettsyndroom heeft een afwijkend hartritme (verlengd QT-interval op het ECG). Sommige kinderen overlijden plotseling en men denkt dat dit komt door deze cardiale afwijking. Ook is er vaak sprake blauwe, koude voeten, veroorzaakt door vasculaire stoornis van de onderste extremiteiten.

Slaapstoornissen komen bij ongeveer 80% van de mensen met het rettsyndroom voor. Het afwijkende slaappatroon wordt veroorzaak door de verminderde hersenontwikkeling. De kinderen vertonen vooral nachtelijk lachen, knarsen tanden, gillen en nachtelijke insulten.

Afwijkingen in mond- en keelholte komen vaak voor. Een geringe kaakontwikkeling, ontbrekende tanden, of een onregelmatig gebit. Ook komt ontstoken tandvlees (gingivitis) vaak voor. De meest voorkomende afwijking is tandenknarsen (bruxisme), met als gevolg grote slijtage van de tanden.

Over visus en gehoor bij mensen met het rettsyndroom is zeer weinig bekend. Meisjes maken vaak een bijzonder oogcontact. Dit wordt soms geïnterpreteerd als een vorm van communicatie.

De afname van het vermogen contact te maken leidt tot grote beperkingen in de communicatie. Door de dyspraxie, het verlies van aangeleerde woorden en mogelijk de cognitieve achteruitgang, zijn ze vaak minder in staat te communiceren. Met hun sprekende ogen kunnen zij op een bijzondere wijze communiceren.

Er zijn diverse beschrijvingen van een hoge pijngrens bij deze kinderen.

Aandachtspunten voor de zorg en begeleiding

Door het verloop van functieopbouw, verlies en daarna soms weer herstel is het moeilijk in te schatten of een meisje nu juist gestimuleerd moet worden om vaardigheden (weer) te leren of dat in het huidige stadium alleen regressie optreedt. Het is daarom belangrijk om te weten in welk stadium van het syndroom een meisje zich bevindt. Epilepsie wordt vaak behandeld met medicijnen maar kan aanvallen niet altijd voorkomen.

Alertheid op de voedingstoestand is noodzakelijk. Ook aandacht voor voldoende vocht -en vezel inname in verband met grote kans op obstipatie.

Goede mondverzorging is belangrijk, omdat zij hun tanden en mondslijmvlies beschadigen. In verband met slaapstoornissen is het belangrijk om een duidelijk dagprogramma te hebben met daarbij aandacht voor dag en nacht ritme.

Verder genieten meisjes met het rettsyndroom vaak van aandacht, genegenheid en menselijk contact.

Cri-du-chatsyndroom

Het cri-du-chatsyndroom (CDC) is een zeldzaam syndroom, dat zich bij ongeveer 1 op de 50.000 geboortes voordoet. Per jaar worden in Nederland drie tot vier kinderen geboren met het cri-du-chatsyndroom (CDC). Een belangrijk kenmerk is dat alle kinderen met het cri-du-chatsyndroom opvallend hoog kunnen huilen. Het is als een geluid van een jong katje, vandaar de naam cri-du-chat: 'katachtig huilen'. Dat katachtig huilen verdwijnt op oudere leeftijd. Dit syndroom wordt altijd gekenmerkt door een verstandelijke beperking en een vertraagde ontwikkeling,

Oorzaak en diagnose

De oorzaak is het ontbreken van een stukje van de korte arm van chromosoom 5 (deletie 5p of 5p- syndroom). De grootte van de afwijking varieert per persoon. Men denkt dat hoe groter het stukje is dat ontbreekt, hoe ernstiger de verstandelijke beperking is.

De kenmerken van CDC hebben te maken met het verlies van meerdere genen van chromosoom 5. Er worden net zoveel meisjes als jongens geboren met dit syndroom. Wanneer er een vermoeden bestaat van CDC is chromosomaal onderzoek noodzakelijk. Ook kan onderzocht worden of er voor de ouders een verhoogde kans is op herhaling bij volgende zwangerschappen. In 88% van de gevallen is er geen herhalingskans. Ongeveer 1 op 100 (1%) ouders krijgt nog een kind met dit syndroom. Er is dan mogelijk bij de ouders sprake van een afwijking in chromosoom 5.

Gezondheidsproblemen

Er zijn uiterlijke kenmerken bij het cri-du-chatsyndroom: een rond en vlak gezicht, ver uiteen staande ogen, kleine neus, kin en onderkaak en laagstaande oren. Alle kinderen hebben een klein hoofd/schedel (microcefaal). Met het groeien verandert het gezicht van rond naar meer langgerekt, de kleine onderkaak blijft, veel kinderen hebben dicht opeen staande tanden. Een deel van de cliënten wordt vroegtijdig grijs (30%).

Bij de geboorte is de baby kleiner en lichter dan gemiddeld en ook de hoofdomtrek is klein. Bijna alle kinderen hebben te weinig kracht om goed te zuigen, soms zijn er problemen met slikken en ook spugen komt regelmatig voor. In de eerste jaren staan problemen met de voeding en niet groeien centraal. Bij veel kinderen is daarom sondevoeding nodig. Het kind is gevoelig voor luchtweginfecties. Kinderen worden geboren met hart- en darmafwijkingen. Vaak zijn er terugkerende infecties van de darmen en luchtwegen. Ook obstipatie komt veel voor

Er treden vaak chronische tandvleesontstekingen op (peridontitis).

De verstandelijke ontwikkeling gaat langzaam en ook de ontwikkeling van taal en spraak blijven achter. Het kind is wel alert, nieuwsgierig en aanhankelijk. Veel kinderen zijn na het eerste jaar erg druk en rusteloos. Fladderen met de handen en zuigen/bijten op de handen komt veel voor. Het kind kan enthousiast en tegelijk ook agressief reageren op anderen en op zichzelf. Automutilatie komt bij 92% van de kinderen met het cri-du-chatsyndroom voor. De oorzaak van dit gedrag is niet bekend, maar het gedrag heeft mogelijk tot doel om aandacht te vragen omdat de communicatie niet goed verloopt.

De motorische ontwikkeling verloopt niet goed. De spieren zijn vaak in de eerste levensmaanden slap, maar dit gaat over in stijve spieren. Zij hebben een duidelijke achterstand in het bewegen.

Aandachtspunten voor de zorg en begeleiding

Kinderen met het cri-du-chatsyndroom hebben veel voedingsproblemen. Daarom is het vervolgen van gewicht noodzakelijk. Diëtiste en logopedie denken mee in de zorg en begeleiding. De fysiotherapie wordt ingeschakeld om de mobiliteit te bevorderen. Als de kinderen erg stijf zijn is het soms moeilijk om de verzorging van de huid goed te laten verlopen. Ze zijn soms zo stijf dat de huidplooien bijvoorbeeld moeilijk zijn schoon te houden, waardoor er groot risico is op huidproblemen zoals smetplekken (intertrigo) en schimmelinfectie (mycose). Extra aandacht voor mondhygiëne is noodzakelijk, advisering en controle bij de tandarts en mondhygiëniste is belangrijk. Bij agressie en automutilatie is het goed om de gedragsdeskundige mee te laten kijken en adviezen te laten geven rondom begeleiding van mensen met cri-du-chatsyndroom. Sommige kinderen zijn snel geprikkeld, daarom is een onderzoek naar zintuiglijke prikkelwerking zinvol, waarna er een plan gemaakt kan worden om hier op de juiste manier mee om te gaan.

Cornelia-de-langesyndroom

In 1933 heeft de Nederlandse kinderarts Cornelia de Lange de uiterlijke kenmerken van het cornelia-de-langesyndroom beschreven. Bij veel mensen met dit syndroom komen de volgende afwijkingen voor:

- kleine handen en voeten;
- korte en kromme pinken;
- korte duimen;
- samengaan van de tweede en derde teen (80%);
- het ontbreken van delen van vingers, hand en onderarm (15-30%);
- laag geboortegewicht (< 2500 gram);
- lange dikke wimpers;
- doorlopende boogvormige wenkbrauwen;
- lage of brede neusbrug;
- laagstaande behaarde oren;
- kleine en uit elkaar staande tanden;
- overmatige lichaamsbeharing (80%);

In het eerste levensjaar sterven er regelmatig kinderen met het cornelia-de-langesyndroom door afwijkingen aan het hart en spijsverteringskanaal. De levensverwachting is pas na het eerste jaar goed. Mensen kunnen ook zestig tot zeventig jaar worden. Het merendeel van de mensen met het cornelia-de-langesyndroom heeft een verstandelijke beperking. Het IQ ligt tussen 30 en 45, maar er zijn ook mensen die een lichte verstandelijke beperking hebben.

Oorzaak en diagnose

In Nederland wordt geschat dat het cornelia-de-langesyndroom voorkomt bij 1 op 10.000 kinderen. Dit is waarschijnlijk een onderschatting, omdat de milde vormen niet worden herkend. Het syndroom wordt autosomaal dominant overgeërfd, maar vaak is het een de-novomutatie dat wil zeggen, dat het niet eerder in de familie voor gekomen is en dus spontaan ontstaan is. Als ouders geen verschijnselen vertonen is de kans voor broers en zussen op dragerschap erg klein. Ook de kans op herhaling van het krijgen van een kind met dit syndroom is volgens onderzoek minder dan 1%.

Er zijn drie genen bekend die het cornelia-de-langesyndroom kunnen veroorzaken. In 2004 is het eerste gen ontdekt op chromosoom 5. De diagnose wordt gesteld door een combinatie van uiterlijke kenmerken, zoals groeiretardatie, ledemaatafwijkingen, afwijkingen aan het gezicht, overmatige lichaamsbeharing en mentale retardatie. Het DNA-onderzoek geeft uiteindelijk de diagnose.

Gezondheidsproblemen

Mensen met cornelia-de-langesyndroom, hebben een laag lichaamsgewicht bij de geboorte en hebben vaak vanaf de geboorte voedingsproblemen. De voedingsproblemen worden meestal veroorzaakt door verschijnselen van gastro-oesofageale reflux door ernstige hiatus hernia of een malrotatie van de darmen. Deze kinderen hebben vaak problemen met het zuigen en slikken door de negatieve ervaringen in het mond-keelgebied, omdat ze vaak last hebben van maagzuurbranden. Op latere leeftijd ontstaat ook obstipatie. 15% van de kinderen heeft een hartafwijking (atrium- of ventrikelseptumdefect, ASD en VSD), dit bemoeilijkt ook het drinken. Mensen met het syndroom hebben meer keel- neus- en oorproblemen dan de gemiddelde Nederlander. Tussen de 40 en 80% van hen heeft gehoorverlies. Oogproblemen zoals cataract (staar) en ptosis (hangend ooglid) en traanbuisproblemen komen bij meer dan de helft van de kinderen voor. Door de afwijkingen aan hun ledematen zijn er beperkingen in de mobiliteit. Bij het ouder worden ontstaat er bij 40% van de mensen een scoliose. Bijna alle kinderen leren uiteindelijk zelfstandig lopen. Zij hebben vaak een onderontwikkelde kaak en onregelmatig gebit en knarsen vaak tanden.

Het merendeel van de mensen met dit syndroom heeft een verstandelijke beperking. Echter er zijn ook enkele mensen die een gemiddelde tot normale intelligentie hebben. Bij veel mensen is er een ernstige vertraging in de spraakontwikkeling en het taalbegrip. Om contact te maken, huilen deze kinderen vaak als een baby. Ongeveer de helft van de kinderen kan op 4 jarige leeftijd twee woordzinnen maken.

Gedragsproblemen komen vaak voor. Autisme, hyperactiviteit en agressie worden vaak gezien. De gedragsproblemen ontstaan soms ook door pijn. De reflux, die bij ongeveer 85% van de mensen met het cornelia-de-langesyndroom voorkomt, geeft een onplezierige ervaring en kan leiden tot gefrustreerd gedrag. Dat zich uit in: automutilatie en agressie. Slaapstoornissen komen ook regelmatig voor.

Aandachtspunten voor de zorg en begeleiding

Bij kinderen met het cornelia-de-langesyndroom staan vooral in de eerste levensjaren de voedingsproblemen op de voorgrond. Observatie van en zorg voor drinken en eten is belangrijk. Dit alles kan ondersteund worden door logopedie. De juiste houding tijdens de maaltijd en de juiste materialen (ties, lepel) zijn belangrijk. Het bed moet in de antitrendelenburghouding gezet worden in verband met refluxklachten. Het gewicht en lengte moeten regelmatig gemeten worden om de groei in de gaten te kunnen houden. Bij veel spugen is het belangrijk dat de huid in de hals goed verzorgd wordt, want smetplekken kunnen snel ontstaan. Bij gallig braken of buikpijn is het nodig om direct een arts te waarschuwen omdat deze kinderen snel een ileus kunnen ontwikkelen. De logopedist kan ook ondersteuning bieden bij de taal- en communicatieontwikkeling. Het gebruik van pictogrammen is aan te raden. Als er gedragsproblemen zijn is dit vaak herleidbaar naar lichamelijke klachten (reflux, tandpijn en oorontstekingen). Daarom is het belangrijk dat er gezocht wordt naar lichamelijk oorzaken, zoals tekenen van pijn of ontstekingen. In verschillenden artikelen staat vermeld dat mensen met het cornelia-de-langesyndroom vaak een hoge pijndrempel hebben, daarom altijd pijnmeting doen via een pijnmeetinstrument. Kinderen hebben vaak afwijkingen aan hun tanden, de mondverzorging vraagt daarom extra aandacht. Ook is observatie van visus- of gehoorklachten belangrijk. Bij zelfbeschadigend gedrag en andere psychiatrische problemen is het goed om te observeren wat de klachten of oorzaken kunnen zijn en op welk moment ze ontstaan. Deze observaties kunnen dan doorgegeven worden aan de arts verstandelijk gehandicapten.

Noonansyndroom

Het noonansyndroom wordt op jonge leeftijd gekenmerkt door typische gelaatskenmerken en een kleine lichaamslengte. De volwassen lengte van de mannen is gemiddeld 162 cm, bij de vrouwen is dat 152 cm. 70% tot 80% van de mensen met het syndroom heeft een hartafwijking. De afwijkingen kunnen een pulmonalisklepstenose, cardiomyopathie of atriumseptumdefect (ASD) zijn.

In 1963 beschreef de kindercardioloog J. Noonan voor het eerst negen kinderen met bovenstaande combinatie van afwijkingen. De gelaatskenmerken zijn:

* hoog breed voorhoofd;
* laag ingeplante naar achter gedraaide oren met dikke oorranden;
* opvallende veruit staande ogen, die schuin naar beneden staan, met hangende oogleden;
* brede nek;
* lage haargrens.

De gelaatskenmerken kunnen op volwassen leeftijd minder opvallend zijn. Kinderen met dit syndroom kunnen een ontwikkelingsachterstand hebben. Ongeveer 15% tot 35% heeft een lichte verstandelijke beperking, maar het merendeel heeft een IQ > tussen 85 en 90.

Oorzaak en diagnose

Het noonansyndroom is een van de meest voorkomende genetische aandoeningen in de wereld. Het komt voor bij ongeveer 2 tot 5 op 5.000 pasgeborenen. Het komt even vaak bij mannen als bij vrouwen voor. De diagnose wordt meestal gesteld in de eerste levensjaren op basis van het karakteristieke gezicht en/of de hartafwijking. Prenataal kunnen een verdikte nekplooi, oedeem en hartafwijkingen aanleiding geven tot DNA-diagnostiek.

Het noonansyndroom erft autosomaal dominant over. In een groot deel (20-70%) van de mensen is de mutatie nieuw ontstaan (de-novomutatie). De afwijking zit in het gen PTPN11. Dit gen heeft invloed op de hartkleppen, vandaar dat een groot deel van de kinderen een hartklepafwijking heeft. Inmiddels zijn er meerdere genen gevonden die het syndroom kunnen veroorzaken.

Gezondheidsproblemen

Bij mensen met het noonansyndroom komen vaak groei- en lichaamsproblemen voor. In het eerste levensjaar hebben bijna alle kinderen voedingsproblemen. Dit wordt veroorzaakt door een onrijp maag-darmstelsel of een niet goed ontwikkelde mondmotoriek. De hartafwijkingen hebben ook een negatieve invloed op de voeding en de groei. De mensen met het syndroom hebben vaak tandafwijkingen (de bovenste en onderste tanden en kiezen raken elkaar niet bij het sluiten van de mond) en een hoog gehemelte. Veel mensen met dit syndroom hebben problemen met horen en zien. Zij hebben een risico op het krijgen van geleidingsdoofheid. De oogafwijkingen zijn: scheelzien en bij- en verziendheid. Een deel van de mensen heeft pigmentafwijkingen (café-au-lait vlekken). Een verhoogde bloedingsneiging en meer kans op hematologische maligniteiten, zoals acute myeloïde- en lymfatische leukemie, behoren ook tot de gezondheidsproblemen bij het noonansyndroom. De spierhypotonie kan motorische problemen geven.

Een groot deel van de mensen heeft geen verstandelijke beperking, maar er zijn wel gedragskenmerken, zoals de emotionele onrijpheid en sociaal onhandigheid. Er is vaker sprake van angst en depressie, mede doordat deze mensen moeite hebben met het verwoorden van gevoelens. Soms is er een vertraagde spraak- en taalontwikkeling.

Aandachtspunten voor de zorg en begeleiding

De voedingsproblemen vragen extra aandacht. Een multidisciplinaire behandeling is aan te raden, omdat deze kinderen verschillende problemen hebben.

Door de tandafwijkingen is gebitsverzorging erg belangrijk. Het observeren van mogelijke oogproblemen is een aandachtspunt. De kinderen kunnen last krijgen van doofheid, daarom is het belangrijk dat dit in de gaten wordt gehouden, mede op school. Omdat een aantal kinderen problemen heeft met de stolling, zijn vaak speciale maatregelen hiervoor nodig bij operaties.

Foetaal alcoholsyndroom

Prenatale blootstelling aan alcohol kan bij het kind leiden tot een aandoening binnen de *fetal alcohol spectrum disorders* (FASD). Foetaal alcoholsyndroom (FAS) is het ernstigste beeld binnen de FASD.

Aanstaande moeders die dagelijks meer dan twee glazen alcohol drinken, lopen een groot risico op een baby met FAS. Maar ook een klein beetje drank, of een keertje flink doorzakken, kan al beschadiging geven. Het centraal zenuwstelsel is gedurende de gehele zwangerschap gevoelig voor blootstelling aan alcohol. De kinderen groeien bijvoorbeeld minder goed, hebben vaak een lager IQ of gedragsproblemen.

Kenmerkende aspecten bij kinderen met FAS kunnen zijn:

* klein hoofdje;
* wat schuine ogen;
* laagstaande oren;
* dunne bovenlip;
* grote afstand tussen neus en bovenlip;
* klein en mager;
* slecht groeien;
* kleinere hersenen dan die van gezonde kinderen;
* afwijkingen aan het hart of de nieren;
* verstandelijke beperking;
* hyperactiviteit;
* leer- en gedragsproblemen.

Bij lichtere vormen van FAS is het uiterlijk normaal, maar zijn er wel gedragsproblemen.

In Europa komt FAS ongeveer 1 op de 1330 levendgeborenen voor en FASD ongeveer 1 op de 450. In Nederland zijn geen onderzoeken bekend naar de aantallen van FASD, maar volgens schatting worden er jaarlijkse meer dan 500 kinderen geboren met deze aandoening. In sommige landen, zoals Zuid-Afrika komt het foetaal alcoholsyndroom vaak voor, naar schatting 1 op de 100 levend geboren kinderen.

De diagnose FAS mag pas gesteld worden als andere oorzaken zijn uitgesloten.

Oorzaak en diagnose

Bij het foetaal alcoholsyndroom zijn de kinderen getekend voor het leven omdat de moeder alcohol heeft gedronken. Het mechanisme van de alcoholtoxiciteit op de foetus is onbekend. Wel is duidelijk dat alcohol de placenta vrij kan passeren. Studies hebben aangetoond dat de alcoholspiegels even hoog zijn in moeder en kind. De activiteit van het antidiuretisch hormoon bij de foetus is veel lager dan bij de moeder, waardoor de productie van urine toeneemt. Alcohol heeft een dehydrerend effect. Ook is bekend dat alcohol zich in het vruchtwater gaat stapelen.

Er wordt wel gezegd: 'Als een zwangere vrouw drinkt, drinkt de baby daarom ook'. Doordat het centrale zenuwstelsel volop in ontwikkeling is, is het ook extra gevoelig voor de giftige effecten van alcohol. Onderzoek in muizen heeft aangetoond dat de periode wanneer de foetus aan alcohol wordt blootgesteld, mede bepalend is voor de schade die optreedt in de hersenen. Onbekend is hoeveel alcohol schade geeft. Drinken tijdens de eerste maanden geeft mogelijk grotere schade, maar dit verschilt ook van vrouw tot vrouw en van kind tot kind. Een ding is duidelijk: alcoholgebruik in de zwangerschap geeft schade. De diagnose FAS of FASD mag pas gesteld worden als andere oorzaken zijn uitgesloten. Om de diagnose FAS te kunnen stellen moet het kind aan de volgende kenmerken voldoen:

- faciale dysmorfie (aangeboren afwijkingen in het gelaat);
- groeiachterstand (lengte en gewicht);
- afwijkingen aan het centraal zenuwstelsel (klein hoofd of neuropsychologische problemen);
- zwangerschap met alcoholgebruik.

Gezondheidsproblemen

Naast uiterlijke kenmerken hebben mensen met FASD ook nog andere problemen. ADHD (40%), mentale retardatie (15-20%), spraak- en taalstoornis (30%), zintuiglijke beperkingen (30%), cerebrale parese en epilepsie. Ook komen congenitale afwijkingen vaker voor, vooral hart- en nierafwijkingen.

Ook gehoorverlies komt bij 29-90% van de gevallen voor. Indien er vaak middenoorontstekingen zijn of een schisis aanwezig is, is het gehoor vaker aangedaan.

Oogafwijkingen komen ook meer voor bij FASD dan in de algemene bevolking. De afwijkingen kunnen zijn: scheelzien, vaatfwijkingen van de retina, hangend ooglid en nervus opticus hypoplasie. Sommige mensen zijn gevoelig voor prikkels en hebben daardoor een overgevoeligheid in het mondgebied. Motorische vaardigheden zijn soms ook minder goed ontwikkeld, zoals problemen met de fijne motoriek (snelheid/coördinatie), tremor en een slechte oog-handcoördinatie.

Er is onderzoek gedaan met de Child behavioral checklist (diagnostisch instrument om probleemgedrag en vaardigheden van kinderen te onderzoeken) naar gedrags- en emotionele problemen bij kinderen met FASD ten opzichte van normaal ontwikkelende kinderen. Hierbij werden in een onderzoek bij 90% van de kinderen met FASD gedragsproblemen gezien. Het is bekend dat de omgeving waar het kind met FASD opgroeit, vaak grote invloed heeft op de problemen. Als gevolg van de problemen met impulsiviteit en gedragingen van liegen, stelen en gebrek aan schuldgevoel komen mensen met FASD meer in aanraking met de politie. Ook zijn zij gevoeliger voor verslavingen en seksueel grensoverschrijdend gedrag. Sociaal en maatschappelijk geeft dit problemen waarbij het vinden van passend werk vaak moeilijk is voor mensen met FASD.

Aandachtspunten voor de zorg en begeleiding

In de eerste levensjaren gaat het vooral om goede begeleiding en behandeling ten aanzien van de lichamelijke en psychische beperkingen. Aandacht voor voeding, bij overgevoeligheid van het mondgebied is van belang. De logopedist kan hierbij een belangrijke rol in spelen. Extra aandacht voor tandheelkundige zorg is nodig. Ouderbegeleiding bij mensen met FASD vraagt ook extra aandacht, vooral bij mensen met een lage sociaaleconomische status. Het aanwijzen van een casemanager kan hierbij duidelijkheid scheppen, mede omdat de mensen met FAS behandeling en begeleiding krijgen van verschillende hulpverleners. Het is belangrijk dat FASD wordt herkend in de hulpverlening zodat de problemen juist worden ingeschat en de juiste hulp kan worden ingezet. Uiteindelijk zal voor ieder kind een individueel aangepast traject moeten worden gekozen waarbij rekening wordt gehouden met de intelligentie van de mensen met FASD. Aandacht hebben voor de problemen die mensen met FASD hebben is belangrijk. Adviezen rondom de begeleiding zijn: concreet zijn, spreek in concrete bewoordingen en gebruik geen woorden met dubbele betekenissen. Consequent zijn en afspraken herhalen is tevens van belang (kinderen met FAS hebben problemen met hun korte termijn geheugen) evenals structuur bieden en gebruik maken van een dagprogramma. Dit vermindert onrust doordat men weet wat er te wachten staat.

Congenitale infecties (rubella, toxoplasmose, cytomegalie)

Een virusinfectie in de zwangerschap kan in sommige gevallen leiden tot een congenitale infectie bij de foetus. Dit is vooral bekend bij infecties door het cytomegalovirus (CMV), het rubellavirus en toxoplasmose. Een congenitale infectie wordt intra-uterien naar het kind overgedragen, de infectie bij de moeder verloopt meestal symptoomloos. In enkele gevallen is al tijdens de zwangerschap, bijvoorbeeld bij onverklaarde groeivertraging, hydrops foetalis (ernstige ophoping van vocht in het lichaam van de baby) of placentaverdikking, een vermoeden dat er sprake is van een congenitale infectie. Maar meestal wordt pas na de geboorte, aan de hand van klinische verschijnselen bij het kind, gedacht aan een congenitale infectie. Deze verschijnselen kunnen heel divers zijn, zoals hersenafwijkingen, vergrote lever en milt.

Ernstige congenitale infecties komen in Nederland niet heel vaak voor, maar gezien de grote zorg en last voor ouders en samenleving is het van belang om ze zo vroeg mogelijk op te sporen. Onbekend is het aantal rubella-infecties tijdens een zwangerschap. Wel is bekend dat tijdens de rubella-uitbraak in 2005 er van de 32 besmette zwangere vrouwen 15 kinderen geboren werden met congenitale afwijkingen.

In Nederland zou ongeveer 0,09% van de pasgeborenen intra-uterien geïnfecteerd zijn met het cytomegalovirus. De incidentie van congenitale toxoplasmose wordt geschat op 0,1-1 op de 1000 geboorten.

Rubellasyndroom Rubella is een virale ziekte, beter bekend als 'rode hond'. Het virus verspreidt zich via druppelinfectie en via de handen. Als de infectie in de eerste weken van de zwangerschap plaats heeft (tijdens de aanleg van het embryo), is er 80% kans op congenitale afwijkingen. De ziekte verloopt meestal asymptomatisch bij de moeder, maar kan gepaard gaan met koorts, vergroting van de lymfeklieren (lymfadenopathie) en huiduitslag.

Bij bevolkingsgroepen met een lage vaccinatiegraad komt rubella nog regelmatig voor. De verschijnselen van kinderen die intra-uterien een besmetting hebben opgelopen kunnen zijn: oogafwijkingen (cataract, congenitaal glaucoom, retinopathie), hartafwijking, gehoorverlies. Puntbloedinkjes in de huid, vergrote lever en milt, microcefalie (kleine schedelomvang), mentale retardatie, hersenontsteking, botafwijkingen, icterus, wat binnen 24 uur na de geboorte ontstaat.

Cytomegalovirus Het cytomegalovirus) behoort tot de groep van de herpesvirussen. De overdracht vindt plaats via direct contact met besmette lichaamsvloeistoffen. Evenals andere herpesvirussen blijft CMV na een eerste infectie (primo-infectie) latent in het lichaam aanwezig en kunnen herinfecties optreden. Infecties met CMV komen over heel de wereld veel voor. De infectie verloopt subklinisch (zonder verschijnselen) of met een Pfeifferachtig beeld. Het virus verspreidt zich over alle organen. Het cytomegalovirus passeert de placenta vooral tijdens een eerste infectie. In Nederland zou ongeveer 0,09% van de pasgeborenen intra-uterien geïnfecteerd zijn met CMV. Besmetting tijdens of kort na de geboorte geeft zelden verschijnselen. Deze infectie geeft zeer verschillende restverschijnselen. Zintuiglijke problemen, vooral doofheid en verstandelijke beperking. Vaak wordt de aandoening pas in de eerste levensjaren duidelijk. Bekend is dat 80% een neurologisch aandoening heeft.

Toxoplasma gondii Toxoplasma gondii is een eencellige parasiet die een voortplantingscyclus kent in katten. Eitjes van de parasiet worden verspreid via de ontlasting van jonge katten. De besmetting kan ook verlopen via besmet vlees dat rauw of onvoldoende verhit is. Daarnaast is het mogelijk besmet te raken via ongewassen groente of fruit waar (onzichtbaar) kattenpoep op zit.

In het lichaam vormt deze parasiet een cyste (holte gevuld met vocht), met name in de hersenen, netvlies (retina) en het spierweefsel. Na een eerste infectie blijft de parasiet latent aanwezig in deze cyste. Belangrijk om te vermelden is dat alleen bij een eerste infectie tijdens de zwangerschap er een kans is op een congenitale infectie. Vandaar het advies aan zwangere vrouwen om contact met de kattenbak, tuinaarde of rauwe producten te vermijden. Infectie van de ogen is een belangrijke complicatie. Dit wordt vaak pas in een laat stadium herkend, waardoor in 25% van de gevallen ernstige blijvende schade aan het oog ontstaat.

Het risico op foetale besmetting neemt toe van minder dan 3% in het eerste trimester (eerste 3 maanden van de zwangerschap) tot meer dan 60% aan het eind van de zwangerschap, terwijl de kans op ernstige symptomen dan juist afneemt. Vroeg in de zwangerschap is de schade het grootst en lijdt besmetting vaak tot intra-uteriene vruchtdood of abortus. Later in de zwangerschap treden vooral neurologische en oogafwijkingen op bij de pasgeborene. Het meest voorkomend zijn de oogafwijkingen, zoals ontsteking van vaat- en netvlies, cataract, glaucoom of loslaten van netvlies.

Oorzaak en diagnose

Als een zwangere vrouw voor het eerst met een bepaalde ziekteverwekker in aanraking komt heeft zij nog geen antistoffen aangemaakt. De ziekteverwekker kan de placenta en zo ook de foetus infecteren. Bekende organen waar een virus schade kan aanrichten zijn lever, milt, hart, hersenen, gehoor en de ogen. De aangerichte schade is afhankelijk van het moment in de zwangerschap: welke organen zijn al volledig ontwikkeld en welke niet.

Bij het vermoeden van een intra-uteriene infectie is prenatale diagnostiek mogelijk. Met een echo kunnen de ogen, de hersenen en het hart in beeld gebracht worden. Ook onderzoek van vruchtwater mogelijk.

Verschijnselen van congenitale infecties kunnen soms ook pas maanden tot jaren na de geboorte bekend worden. Soms is er sprake van een progressief ziektebeeld, zoals gehoorverlies of auto-immuunziekten. Soms komen de verschijnselen pas in een latere ontwikkelingsfase aan het licht, zoals een verstandelijke beperking of gedragsproblemen. De belangrijkste gezondheidsproblemen doen zich voor in de hersenen, het hart, oog en oor. Postnataal kan er bloed- of urineonderzoek worden gedaan, op latere leeftijd is het niet meer mogelijk om de diagnose 'congenitale infectie' met zekerheid vast te stellen. Wel kunnen bij beeldvorming van de hersenen specifieke afwijkingen gevonden worden als aanwijzing voor een congenitale infectie.

In de medische wereld is er geen eenduidigheid over de behandeling van congenitale infecties tijdens de zwangerschap. Soms kan een behandeling met antivirale middelen de schade wel iets verminderen.

Gezondheidsproblemen

Een aantal mogelijke gezondheidsproblemen is:

- primaire infectie (veroorzaakt meer schade dan een secundaire infectie, hoe vroeger in de zwangerschap hoe meer schade);
- spontane abortussen of doodgeboorte (intra-uteriene vruchtdood (IUVD));
- geïnfecteerde pasgeborenen sterven in het eerst levensjaar ten gevolge van leverfalen, bloedingen, stollingsstoornissen en secundaire bacteriële infecties;
- neurologische stoornissen: micro- of macrocefalie, verstandelijke beperking bij 20-65% van de pasgeborenen met neurologische verschijnselen;
- hartafwijkingen: stenose van de a. pulmonalis (78%) en/of een persisterende ductus Botalli (62%);

- oogafwijkingen: aangeboren of pas na jaren optredend of toenemend in de tijd. Cataract is met name bij rubella-infectie vaak aangeboren en kan na de geboorte progressief zijn;
- gehoorverlies: progressief of fluctuerend in de eerste levensjaren. Er zijn onderzoeken bekend waarin het gehoor pas na het zesde jaar verslechterde. Gehoorverlies is vaak het enige kenmerk van een congenitale infectie;
- huidafwijkingen: bij congenitaal rubellasyndroom of bij cytomegalie-infectie. Dit zijn niet-wegdrukbare, blauwgrijze/blauwrode vlekjes onder de huid, veroorzaakt door afwijkingen in de vorming van bloedlichaampjes buiten het beenmerg (extramedullaire hemopoëse). Het is niet duidelijk waarom hierdoor plekjes in huid ontstaan;
- botafwijkingen: mogelijk bij het rubellasyndroom;
- diabetes mellitus type 1 (50x hogere kans dan de algemene populatie): langetermijneffect als gevolg van het rubellasyndroom;
- schildklierstoornissen (20-40%): langetermijneffect als gevolg van het rubellasyndroom;
- verlate seksuele rijping (50%): langetermijneffect als gevolg van het rubellasyndroom;
- psychische stoornissen en gedragsproblemen (40-50%);
- depressieve episodes, angststoornissen en psychoses.

Aandachtspunten voor de zorg en begeleiding

Het is afhankelijk van de gezondheidsproblemen welke aandachtspunten er zijn. Bij mensen met congenitale infecties is het belangrijk dat er aandacht is en blijft voor gehoor- en visusklachten. Mede omdat dit ook op latere leeftijd kan ontstaan. Bij verschijnselen van veel urineren, drinken en/of transpireren is het belangrijk dat er nuchter glucose wordt bepaald, om te kijken of er sprake is van diabetes mellitus.

Stofwisselingsziekten

Stofwisselingsziekten zijn erfelijk, het kind wordt ermee geboren. Er zijn ongeveer 600 verschillende stofwisselingsziekten. De ziekten zijn zeldzaam, maar zo'n 10.000 gezinnen in Nederland hebben met een stofwisselingsziekte te maken.

Iedere stofwisselingsziekte uit zich op een andere manier. Klachten kunnen al kort na de geboorte ontstaan, maar ook in de jaren erna of zelfs pas op volwassen leeftijd. Per jaar komen er ongeveer 800 nieuwe patiënten bij. Stofwisselingsziekten worden veroorzaakt doordat er één specifiek enzym in de cellen van het lichaam ontbreekt. De kenmerken van de ziekte hangen af van de functie die dit enzym heeft in het lichaam. Allerlei mogelijke klachten kunnen optreden, zoals een ontwikkelingsachterstand, groeiachterstand, vermoeidheid, coma en epilepsie.

Enzymen zijn eiwitten die door het lichaam zelf gemaakt worden en zijn betrokken bij allerlei processen in de cel. Zij kunnen bepaalde elementen van een stof afknippen of er aanplakken, zodat er een andere stof ontstaat. De verwerking van stoffen verloopt in een aantal stappen. Voor iedere stap in de verwerking is een ander enzym nodig. Er zijn duizenden enzymen actief in het lichaam. Als zo'n enzym niet goed werkt of ontbreekt, loopt zo'n proces spaak. Er worden teveel schadelijke stoffen geproduceerd, of juist te weinig stoffen die het lichaam nodig heeft. De gevolgen zijn voor elk enzymdefect en voor elke stofwisselingsziekte anders.

Voor de meeste mensen met een stofwisselingsziekte waarbij er neurologische verschijnselen zijn, is de levensverwachting verkort. Kinderen en jongvolwassen overlijden meestal niet rechtstreeks aan de gevolgen van de aandoening, maar aan de secundaire gevolgen van het verdwijnen van steeds meer functies die worden aangestuurd door de hersenen. De meest voorkomende oorzaak van overlijden is een longontsteking. Deze ontstaat door (ver)slikproblematiek of het onvoldoende kunnen ophoesten van sputum. Ook cachexie (extreme vermagering) kan een oorzaak zijn.

Oorzaak en diagnose

Stofwisselingsziekten zijn erfelijke ziekten die veroorzaakt worden door het ontbreken van één specifiek enzym in de cellen. De meeste stofwisselingsziekten erven autosomaal recessief over. De ziekte wordt overgebracht als beide ouders de 'foute' kopie van het gen erft. Als de ouders allebei drager zijn, dan is er 25% kans dat de ziekte overerft.

Soms wijzen symptomen richting een bepaalde stofwisselingsziekte en wordt er onderzoek ingezet. De materialen die onderzocht kunnen worden in het laboratorium zijn: bloed, urine of hersenvocht. Ook wordt er vaak een MRI gedaan en/of een spierbiopt afgenomen.

In Nederland wordt er actief gezocht naar stofwisselingsziekten. Dit gebeurt bij alle pasgeboren via de hielprik. Sinds 2007 wordt het bloed van pasgeboren baby´s onderzocht op de aanwezigheid van veertien stofwisselingsziekten.

Voor veel stofwisselingsziekten is een dieet de belangrijkste behandelvorm. De dieetbehandeling geeft geen genezing maar kan er wel voor zorgen dat klachten en symptomen verminderen of verdwijnen en dat schade beperkt blijft. Het resultaat van de behandeling wordt ook beïnvloed door de leeftijd waarop de diagnose is gesteld en de behandeling is gestart.

Gezondheidsproblemen

Er zijn ongeveer 600 verschillende stofwisselingsziekten en iedere zieke kent zijn eigen gezondheidsproblemen. In deze paragraaf worden enkele bekende stofwisselingsziekten besproken. Voor ongeveer een derde van de stofwisselingsziekten, die we in Nederland kennen, is een behandeling bekend.

Phenylketonurie (PKU) is een stofwisselingsziekte die in Nederland bij ongeveer 1 op de 18.000 pasgeborenen voorkomt. Dat betekent dat er elk jaar ongeveer 10 kinderen met deze ziekte geboren worden. Bij mensen met deze ziekte heeft het lichaam geen of een tekort aan het enzym phenylalanine hydroxylase. Daardoor kan de lever het aminozuur phenylalanine (een bouwsteen/aminozuur van eiwitten in het lichaam) niet goed omzetten naar tyrosine (een ander aminozuur). Phenylalanine stapelt zich op in het bloed en een deel wordt omgezet in phenylketonen, die worden weer uitgeplast. De stapeling van phenylalanine in het bloed beschadigt de hersenen. Zonder behandeling leidt dit tot beschadiging van het zenuwstelsel. Met als gevolg neurologische problemen, verstandelijke beperking en/of gedragsproblemen. Opvallend bij deze mensen zijn de huid en de haren, deze zijn licht gekleurd door verlies van pigment. De kinderen hebben vaak een muffe geur, dit komt door de phenylketonen. Ernstig eczeem komt bij deze kinderen erg vaak voor. De behandeling van PKU is erop gericht de opeenhoping van het aminozuur Phenylalanine (Phe) in het lichaam tegen te gaan. Het aminozuur is een natuurlijk onderdeel van bijna alle voeding. Daarom is het volgen van een streng eiwitarm dieet erg belangrijk. Met het houden van streng dieet kunnen de gevolgen van deze ziekten worden beperkt.

Galactosemie komt 1 op de 33:000 pas geborenen voor in Nederland. Dit betekent dat er elk jaar 6 kinderen met een galactosemie geboren worden. Bij galactosemie kan er bijna of geen galactose afgebroken worden, omdat er geen of een tekort is aan het enzym Galactose-1 -phosphate uridyltransferase (GALT). Galactose wordt door het lichaam omgezet in glucose. Bij galactosemie lukt deze afbraak niet en blijft te veel galactose in het bloed aanwezig wat schadelijk is voor de lever en de hersenen. Galactosemie is niet te genezen. De behandeling van galactosemie bestaat uit een levenslang galactose- en lactosevrij dieet.

Vetzuuroxidatie stoornis is een zeldzame stofwisselingsziekte die 1 op 300.000 kinderen wordt vastgesteld. Sinds 2007 (het jaar waarin de neonatale screening wordt uitgevoerd op vetzuuroxidatie stoornis) is dit gestegen naar 1:80.000. In andere landen komt het zelfs nog vaker voor. Mensen met een vetzuuroxidatiestoornis missen een enzym waardoor de vetverbranding verstoord is. De vetverbranding is een proces waarbij in veel kleine stapjes de vetten uit het voedsel en uit de vetvoorraden in het lichaam worden afgebroken. Hiervoor zijn enzymen nodig. Er bestaan verschillende erfelijke stoornissen in de vetzuurverbranding. Deze ziekten hebben lange moeilijke namen, maar worden meestal aangeduid met een afkorting zoals VLCADD, LCHADD / MTPD, MCADD, en SCADD. Die laatste 'D' in de afkorting, staat voor 'deficiëntie'. Bij al deze ziekten bestaat er in de lichaamscellen een tekort aan een bepaald enzym. Als mensen met vetzuuroxidatie stoornis langere tijd niets eten, kunnen zij het vetvoorraad niet aanspreken. Er ontstaat een hypoglykemie, die schade kan veroorzaken in de hersenen en andere organen. De behandeling is een regelmatig voedingsregime (niet te lang vasten), waarmee de symptomen van de ziekte kunnen worden voorkomen. Wanneer deze mensen ziek zijn of braken dan volgt er direct een opname in het ziekenhuis, zodat ze via een infuus gevoed kunnen worden.

Glycogeenstapelingsziekten komen niet vaak voor, naar schatting 1: 100.000 -400.000 mensen. De ziekten worden gekenmerkt door stapeling van glycogeen in de lever en de spier. Het glucose uit het voedsel wordt in de vorm van glycogeen in het lichaam opgeslagen. Bij de verschillende omzettingen van de koolhydraten gebruikt het lichaam verschillende enzymen. Bij het ontbreken van een bepaald enzym kunnen er klachten optreden ten gevolge van de ophoping van glycogeen of juist een tekort van een ander koolhydraat. Bij de glycogeenstapelingsziekten is er sprake van hypoglykemie, vergrote lever, verhoogde bloedingsneiging, verminderde lengtegroei en vertraagde adolescentie. Er kan ook een milde spierzwakte zijn, die bij sommige volwassenen verergert. De ziekte openbaart zich in het eerste levensjaar door de effecten van de hypoglykemie en de hepatomegalie (lever vergroting). Opvallend is het vollemaansgezicht, de dikke buik door de leververgroting en de dunne armen en benen bij deze mensen. Groeiachterstand ontstaat omdat bepaalde stoffen die nodig zijn voor de groei niet aangemaakt worden. Hierdoor wordt ook de pubertijd uitgesteld. De behandeling bestaat uit het regelmatig kleine porties (sonde)voeding zowel op de dag als 's nachts.

Aandachtspunten voor de zorg en begeleiding

Anders dan bij andere aangeboren verstandelijke beperkingen, kan er na de knik in de ontwikkeling een beeld ontstaan dat lijkt op dementie. Bij deze ziektebeelden is het belangrijk dat er aandacht is voor multidisciplinaire zorg en dat de cliënt begeleid wordt door een zorgcoördinator.

Perinatale oorzaken

Perinatale oorzaken van een verstandelijke beperking liggen in de zwangerschap tot en met de tweede week na de geboorte. Factoren vanuit de moeder kunnen zijn:

- leeftijd (jónger dan 20, ouder dan 40);
- actief roken tijdens de zwangerschap:
  - vroeggeboorte (45-60%);
  - laag geboortegewicht (35%);
  - vermindering van de longfuncties;
- passief roken tijdens de zwangerschap:
  - hoger risico op een laag geboortegewicht (<2500 gram) (20-40% vergroot risico volgens de Gezondheidsraad);
- overgewicht en obesitas;
- bijzonderheden in de verloskundige voorgeschiedenis;
- consanguïniteit (huwelijk tussen twee familieleden);
- stijgende leeftijd van de moeder (grotere kans op chromosomale aandoeningen), ongeveer 6% van alle pasgeborenen wordt in het ziekenhuis opgenomen vanwege pre- en dysmaturiteit of complicaties bij de bevalling;
- behandeling van vruchtbaarheidsstoornissen (meer kans op vroeggeboorte, vanwege verhoogde kans op meerlingzwangerschap waarbij meer dan 50% eindigt in een vroeggeboorte).

Daarnaast kan er sprake zijn van een neuraalbuisdefect. Het centrale zenuwstelsel ontwikkelt zich uit de neuraalbuis. Onvolledige sluiting of onvolledige aanleg van de neuraalbuis leidt tot spina bifida (open rug) en anencefalie (geen aanleg van de grote hersenen en een deel van de schedel). Vaak is er ook een stoornis in de kleine hersenen, waardoor het hersenvocht niet goed kan rondstromen en ontstaat er een hydrocefalus (waterhoofd). Ongeveer 7 per 10.000 pasgeborenen heeft een afwijking aan de neuraalbuis. Bijna 75% heeft een spina bifida en iets meer dan 20% anencefalie.

Het kind kan een ernstige hartaandoening hebben. In Nederland worden ongeveer 1.200 kinderen levend geboren met een ernstige afwijking van het hart- en vaatstelsel. De ernstige hartafwijkingen gaan gepaard met zuurstoftekort.

De meest voorkomende afwijking is het ventrikelseptumdefect (een gat in de wand tussen linker en rechter hartkamer) Steeds meer vrouwen gebruiken rond het begin van de zwangerschap foliumzuur. Verhoging van de foliumzuurinname rond de conceptie leidt ook tot preventie van aangeboren afwijkingen van hart en bloedvaten. In de meeste gevallen van aangeboren afwijkingen van het hartvaatstelsel (85%) is geen oorzaak bekend.

Vroeggeboorte is de belangrijkste oorzaak van perinatale sterfte en latere morbiditeit. Immaturiteit (onrijpheid) van de organen en de systemen leidt vaak tot belangrijke complicaties. De hersenen staan bloot aan allerlei complicaties, zoals bloedingen in de hersenen en verminderde ontwikkeling van de witte en grijze stof in de hersenen. Op latere leeftijd uit zich dit als motorische, intellectuele en gedragsstoornissen.

Ernstig zuurstofgebrek bij de pasgeborenen heeft grote invloed op de vitale organen en uiteindelijke neemt de bloedstroom naar de hersenen af, waardoor er hersenbeschadiging kan optreden. Met als gevolg aandoeningen zoals spastische verlamming van extremiteit(en), mentale retardatie, visus- en gehoorstoornissen en leer- en gedragsproblemen. Zuurstof gebrek kan ontstaan bij hartafwijkingen, vroeggeboorte, te laag geboorte gewicht en problemen rondom de bevalling. Beschadiging door zuurstofgebrek komt voor bij ongeveer 1% van alle voldragen pasgeborenen. Sinds kort kunnen voldragen pasgeborenen met matig en ernstig zuurstofgebrek drie dagen behandeld worden met koeling tot 33,5 graden Celsius. Dit kan door middel van totale lichaamskoeling of door koeling van alleen het hoofd. Met deze behandeling wordt de kans op neurologische restverschijnselen kleiner.

Gezondheidsproblemen

De gezondheidsproblemen kunnen heel divers zijn. Van licht motorische beperking tot ernstig verstandelijk beperkt. Belangrijk is dat ouders en kind vanaf de geboorte begeleid worden. Goede informatie en advisering van de verzorging is belangrijk. Omdat er vaak meerdere disciplines betrokken zijn is het goed om een zorgcoördinator aan te stellen.

Psycho-postnatale oorzaken

Over psycho-postnatale oorzaken is niet heel veel bekend. Maar een niet-aangeboren hersenletsel of traumatische beschadiging door huiselijk geweld kan lijden tot een verstandelijke beperking. Kinderen die opgroeien in slechte omstandigheden lopen het risico een (milde tot ernstige) verstandelijke beperking te ontwikkelen, bijvoorbeeld wanneer zij lichamelijk mishandeld of verwaarloosd worden. Denk hierbij aan mishandeling door schoppen, slaan, excessief schudden (*shaken-baby syndrome*) en/of bijna-verdrinking. Ook kan worden gedacht aan onvoldoende stimulatie (te weinig ontwikkelingsgerichte opvoeding en/of psychische mishandeling).

Bij psycho-postnatale oorzaken kunnen de intelligentie (met het oog op erfelijkheid) en het opleidingsniveau van ouders een rol spelen. Kindermishandeling is erg schadelijk voor de ontwikkeling van het kind.

Hoe groot de groep is die door kindermishandeling of huiselijk geweld een hersenbeschadiging op loopt is onbekend, maar jaarlijks worden er 119.000 kinderen mishandeld in Nederland. Bekend zijn de risicofactoren voor kindermishandeling en huislijke geweld. Sommige kinderen bijvoorbeeld zijn moeilijker op te voeden of vragen meer zorg dan andere kinderen, zoals te vroeg geboren kinderen, kinderen met een lichamelijke of verstandelijke beperking en kinderen die problematisch gedrag vertonen. Voor deze groep kinderen wordt een groot beroep gedaan op de opvoedingskwaliteiten en inspanningen van ouders en zijn voor ouders vaak een bron van stress. De opvoeding van deze kinderen geeft de ouders meer stress en gevoelens van incompetentie en zij worden daardoor meer kwetsbaar voor kindermishandeling of huiselijk geweld. De Leidse prevalentiestudie (2010) wijst uit dat eenoudergezinnen, stiefgezinnen, gezinnen met werkloze ouders, allochtone gezinnen, gezinnen uit de laagste milieus, en grotere gezinnen een verhoogd risico lopen op kindermishandeling (waaronder ook verwaarlozing valt).

Vermoeden van kindermishandeling of huiselijk geweld moet altijd gemeld worden. In Nederland is een meldcode voor huiselijk geweld en kindermishandeling, dit helpt professionals goed te reageren bij signalen van geweld. Sinds juli 2013 is iedere professional verplicht de meldcode te gebruiken bij vermoedens van geweld in huiselijke kring.

Literatuur

1   Sinnema M, Maaskant MA, van Schrojenstein Lantman-de Valk, Boer H, Curfs LMG, Schrander-Stumpel CT (2013). The use of medical care and the prevalence of serious illness in an adult Prader-Willi-syndrome cohort. European Journal of Medical Genetics [epub ahead of print]

Websites

2   http://www.angelmansyndroom.nl/over-angelman-sydroom/algemeen.html
3   http://www.cdlsworld.org/xwiki/bin/view/CdLSWorld/CdLSTreatmentProtocols
4   http://www.downsyndroom.nl/
5   http://www.erasmusmc.nl/huge/51023/177434/2224931/2601007/3441426
6   http://www.erasmusmc.nl/huge/51023/177434/2224931/2892486/3433607
7   http://www.erasmusmc.nl/huge/51023/177434/2224931/3113207/3366853
8   http://www.erasmusmc.nl/huge/51023/177434/2224931/3433701/3844253
9   http://www.erasmusmc.nl/huge/51023/177434/2224931/3977861/4170516
10 http://www.erfelijkheid.nl/node/114
11 http://www.erfocentrum.nl/pdf/paramedici/Huisartsenbrochure%20Neurodegeneratieve%20 Stofwisselingsziekten.pdf
12 http://www.fasstichting.nl/ik-heb-FASD/persoonlijk-advies.php
13 http://www.groeiwijzer.nl/nl/diagnose-and-toekomst/primaire-groeistoornissen/turner-syndroom
14 https://www.hersenstichting.nl/alles-over-hersenen/hersenaandoeningen/foetaal-alcohol-syndroom
15 https://www.hersenstichting.nl/alles-over-hersenen/hersenaandoeningen/asfyxie
16 http://www.klinefelter.nl/
17 http://www.nationaalkompas.nl/gezondheid-en-ziekte/ziekten-en-aandoeningen/aangeboren-afwijkingen/downsyndroom/omvang/
18 http://www.nationaalkompas.nl/gezondheid-en-ziekte/ziekten-en-aandoeningen/aangeboren-afwijkingen/
19 http://www.nji.nl/Kindermishandeling-Probleemschets-Risicofactoren
20 http://www.noonansyndroom.nl/noonan-syndroom/oorzaak-en-diagnose
21 http://www.ntvg.nl/publicatie/foetaal-alcoholsyndroom-een-miskende-oorzaak-van-verstandelijke-handicap-en-probleemgedra/volledig
22 http://www.nvavg.nl/upload/diverse-publicaties/rett-syndroom—2009.pdf
23 http://nvavg.nl
24 http://www.praderwillisyndroom.nl/images/stories/pdf/Medische%20begeleiding%20mensen%20met%20PWS.pdf
25 http://www.rett.nl/
26 http://www.rijksoverheid.nl/onderwerpen/huiselijk-geweld/hulp-bieden/meldcode
27 http://www.rijksoverheid.nl/onderwerpen/kindermishandeling/
28 http://www.rivm.nl/Onderwerpen/T/Toxoplasmose/Toxoplasmose_en_zwangerschap
29 http://www.stofwisselingsziekten.nl/ziekte_informatie/wat_zijn_stofwisselingsziekten_
30 http://www.turnercontact.nl/web/informatie/het-syndroom-van-turner
31 http://www.verstandelijkbeperkt.nl/website/criduchat.php
32 http://vetzuuroxidatie.nl/
33 noonan_syndroom_klinische_richtlijn.pdf

Register

A

alzheimerdementie, 18
angelmansyndroom, 23
arts voor verstandelijk gehandicapten (AVG), 6
atrioventriculair septumdefect (AVSD), 17
atriumseptumdefect (ASD), 17
autisme, 5, 18
autismespectrumstoornis, 18
autismespectrumstoornis (ASS), 18
autosomaal dominant, 4
autosomaal recessief, 4
AVG, 6
AWBZ, 8

B

begeleid zelfstandig wonen, 8

C

café-au-lait vlekken, 41
Child behavioral checklist, 43
CMV, 44, 45
congenitale infectie, 44
consanguïniteit, 50
cornelia-de-langesyndroom, 38
cri-du-chatsyndroom (CDC), 36
curatele, 12
cytomegalovirus (CMV), 44, 45

D

DASH-II (Diagnostic Assessment for the
    Severely Handicapped II), 19
deletie, 3
de-novomutatie, 38
downsyndroom, 15
duplicatie, 3

E

early onset rettsyndroom, 34
epilepsie, 18
ernstige meervoudige beperking, 4

F

faciale dysmorfie, 43
fetal alcohol spectrum disorders (FASD), 42
FMR-eiwit, 21
foetaal alcoholsyndroom (FAS), 42
fragiele-X-syndroom, 21

G

galactosemie, 49
gezinshuis, 8
glycogeenstapelingsziekte, 49
groeps- of trainingswoning, 8
gynaecomastie, 29

H

hallux valgus, 18
hallux varus, 18
hydrocefalus, 51
hydrops foetalis, 44
hyperlaxiteit, 17

I

immaturiteit, 51

L

LCHADD, 49
leukemie, 17
logeerhuis, 8

© 2015 Bohn Stafleu van Loghum, onderdeel van Springer Media BV   55
M. van Trigt, *Zorg voor mensen met een verstandelijke beperking,*
DOI 10.1007/978-90-368-0883-5

M
MCADD, 49
melatonine, 24
monogeen, 3
monosomie, 3
mozaïcisme, 29
mozaïekpatroon, 3
MTPD, 49
mutatie, 4

N
neuraalbuisdefect, 51
noonansyndroom, 40

O
obstructieveslaapapneusyndroom (OSAS), 27
ondertoezichtstelling (OTS), 12
OSAS, 27

P
peridontitis, 37
phenylalanine, 49
phenylalanine hydroxylase, 49
phenylketonen, 49
phenylketonurie (PKU), 49

R
rettsyndroom, 33
rubella, 45
rubellasyndroom, 47

S
SCADD, 49
spina bifida, 51
stemmingsstoornis, 18
stofwisselingsziekte, 47
strabisme, 18
streak gonad, 31
syndroom van Klinefelter (SvK), 28

T
toxoplasma gondii, 45
transient leukemoid reaction, 17
translocatie, 3, 16
trisomie, 3, 21, 15
turnersyndroom, 30

U
uniparentele disomie, 4

V
ventrikelseptumdefect, 51
ventrikelseptumdefect (VSD), 17
verstandelijke gehandicaptenzorg (VGZ), 9
vetzuuroxidatiestoornis, 49
VGZ, 9
VLCADD, 49

W
Wet BOPZ, 12
Wet zorg en dwang, 12
WMO, 8

X
X-gebonden recessief, 4

Z
zorgzwaartepakketten (ZZP), 9

Printed in the United States
By Bookmasters